呵护女性
生殖健康

Care for female reproductive health

主　编　徐大宝　罗　曼
主　审　刘笑春
编委会（以姓氏笔画为序）
刘笑春　李大可　杨益民　罗　曼
徐大宝　程春霞　韩雪莹　潘　琼

CNS | 湖南科学技术出版社

图书在版编目（CIP）数据

呵护女性生殖健康 / 徐大宝，罗曼主编. -- 长沙:湖南科学技术出版社，2016.5

ISBN 978-7-5357-5793-7

Ⅰ. ①呵… Ⅱ. ①徐… ②罗… Ⅲ. ①女性－生殖医学 Ⅳ. ①R339.2

中国版本图书馆CIP数据核字(2015)第249937号

HEHU NUXING SHENGZHI JIANKANG

呵护女性生殖健康

主　　编：徐大宝　罗　曼

责任编辑：梅志洁

出版发行：湖南科学技术出版社

社　　址：长沙市湘雅路276号

http://www.hnstp.com

湖南科学技术出版社天猫旗舰店网址：

http://hnkjcbs.tmall.com

印　　刷：长沙鸿和印务有限公司

（印装质量问题请直接与本厂联系）

厂　　址：长沙市望城区金山桥街道

邮　　编：410200

出版日期：2016年8月第1版第2次

开　　本：710mm×1000mm　1/16

印　　张：9.75

字　　数：130000

书　　号：ISBN 978-7-5357-5793-7

定　　价：28.00元

序

女人有着美妙的一生，呱呱坠地，新生命的诞生给一家人带来无限喜悦；儿童期的健康成长受到全社会的关注；青春期迎来亮丽的外表，萌动的热血，憧憬着充满阳光的美好生活；生育期孕育儿女展示出成熟女性伟大的母爱；更年期平稳度过；老年期颐养天年。

然而，疾病在所难免，所以并不是每位妇女都能这么一帆风顺。如何建立健康的生活方式，预防疾病的发生是我们生活中的重要课题。因此，有许多有关科普读物出版。

《呵护女性生殖健康》是一部由科普专家、资深妇产科临床医学家和妇女保健专家联袂书写的倾心之作。主编为中南大学湘雅三医院妇产科教授徐大宝博士，湖南省妇幼保健院罗曼副主任医师。湖南省科普作家协会刘笑春原会长审稿。李大可、杨益民、程春霞、韩雪莹和潘琼等妇产科临床医师参与编写。组成如此庞大、专业和多学科的编委会，实属难得。

读到这部女人保健科普读物，使我眼前一亮，深感作者通古达今，对女性从胎内到耄耋老矣的健康保健，关注得面面俱到，文笔之流利，视野之开阔，医学人文学修养之高，内容之丰富详尽，令人震惊！

时代的发展，科学的进步召唤高质量的科普文章和书籍，在召唤科学工作者们用宝贵的时间和经验来撰写科普读物。本书的主编徐大宝博士聪慧，执著，创新不断，是难得的后起之秀，科技新星。他在繁重的临床、教学工作中，还能抽暇组织编写科普书籍，源于他在多年的临床工作中看到太多患者，由于缺乏生理卫生知识导致不幸，于是有了写作的冲动。然而，医师习惯于写病历和论文，而写科普要跳出使用专业用语的思维习惯，以深入浅出，通俗易懂的文字去阐述高深的医学知识，是不容易的。在目前写科普文章回报很少，又无助于职称晋升的情况下，还能够投入大量的时间和精力去完成，彰显了他作为妇产科医师的良知、责任心和高尚的道德情操！我很高兴他们为普及妇产科医学知识所做的努力，欣然应允为他们作序。但是，阅读之后，立即自愧个人文学水平不高，专业知识一般，加之文笔拙劣，实在不堪担当写此巨著序言的重任。只能谈些感想，供读者借鉴。

本书介绍胎儿到老年的保健防病知识，年龄跨度大，涉猎范围之广已自不待言。而且语言丰富，文字清新，像讲故事一样，娓娓道来。因此，具有很高的可读性。文章常常以患者的名字开始，讲述她的不幸，无忧、慧慧、小向、阿玉，她们到底发生了什么事？带有悬念，充满趣味性。此书的知识性更是非同一般，其对幼女、少女心理、生理卫生促进德智体全面发展的讲述极为详尽。可以说是育儿必读的范文。对中老年妇女如何远离疾病和伤害的描述独具匠心，在形象的比喻中揭露事实真相，“魂归他乡（宫外孕）、不毛之地（不孕不育）、垮塌的房子（子宫脱垂）”，引人入胜。文中引用了当代最先进的科研成果讲解疾病的发生、发展及防治知识，科学性强。

本书实用于初为人母的妈妈们，即使生的是男孩，在“天使的时间表”里有关孩子的发育过程、体重、营养、锻炼等内容是没有性别区分的。

本书实用于青春萌动，羞于启齿的少女。阅读“送给孩子的成人礼、喜欢捣乱的青春期”会明白在发育过程中带来生理上的巨大变化。“可能影响女孩一生的疾病”有助于发现异常，及时就医。

本书实用于育龄妇女，妇女此期具备了生育能力。但是，生

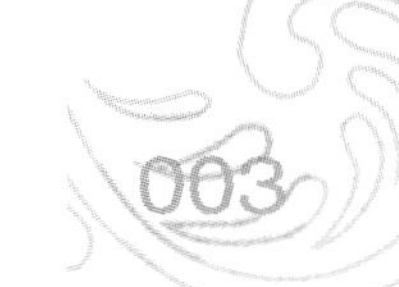

育要调节。“女人必修课（避孕和节育）、不孕不育门诊里的泪水与欢笑、准爸爸、准妈妈的第一课（孕期保健）”会告诉您育龄妇女必备的知识。

本书实用于中老年妇女，读了“宫颈呼唤呵护（宫颈癌的预防）、潜伏的杀手（卵巢癌）、多事之秋（子宫内膜癌）”会帮助您远离全球女性的三大癌症杀手。“从波澜壮阔到涓涓细流（更年期）”中得到启示，认识和调控更年期症状，心态平和，“夕阳红之美（老年性与性幸福）”在等待您，安度晚年！

为了不辜负当今国家繁荣昌盛、百姓幸福安康的大好时代，使妇女能够安度一生，普及科学保健知识可谓当务之急。感谢和祝贺以徐大宝教授为首的编委会出此巨著，以飨读者！更希望有越来越多的医学工作者能够贡献自己宝贵的时间，投身到医学科普工作中来，造福苍生百姓。

夏恩兰

首都医科大学附属复兴医院宫腔镜中心主任

国际宫腔镜学校亚洲分校校长

中华医学会妇科内镜学组副组长

2016年3月8日写于北京

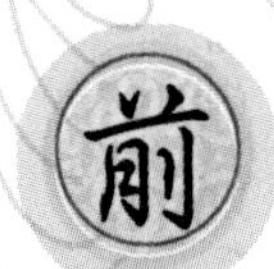
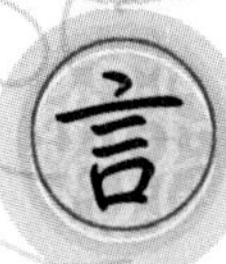

前言

作为一名妇产科临床医师或生殖医学临床一线的医师，在长期大量的临床实践中接触了大量的患者。而正是与成千上万的患者的交流，让本书作者们深刻地认识到在女性生殖保健领域，非专业的民众有着很多认识的误区，而这些误区，则可能毁了这些女孩们一生的幸福，或严重威胁了这些女人的身体健康。举一个作者临床工作中遇到不下数百次的病例：一个30岁的年轻女士因为白带有血半年了来看我，当我撑开她的阴道检查时，我的心顿时一凉，因为我看到了非常明显的菜花样和烂肉样的巨大宫颈癌肿块，很明显这个宫颈癌已经不是早期。我连忙问患者为什么没有做“防宫颈癌的筛查”，她却回答“医师，怎么啦？我平时很好，为什么要做防癌检查？何况我还这么年轻，怎么会得癌?!”像这样的对宫颈癌认识的误区不知道葬送了多少女人的健康和生命！像这样错误的话我也不知道听到了多少遍！类似这样的对女性生殖保健的认识误区，在我们的临床工作中不知道遇到了多少例！也不知道因此而为患者惋惜了多少次！再比如，对人工流产的危害性和对避孕常识的认识不足，导致了我国大陆地区每年超过3000万次的人工流产手术，这个数据之大是非常让世界的学者们震惊的，同时也使女性不孕症患者的数量与日俱增！如此等等，让本书作者意识到，编写一部紧密结合我们实践中遇到的种种问题的“女性生殖保健科普书”是非常必要和迫切的。实际上，像上述的30岁女性，如果她知道目前与宫颈癌相关的研究成果的科普知识，她就可以避免宫颈癌的发生。因为宫颈癌是可以预防的、是可以在癌变前发现的；同时宫颈癌患者也年轻化了，对于年轻已经有性生活女性接受防癌检查也是非常必要的。这些关于宫颈癌的研究成果曾经获得了诺贝尔奖。按理如此巨大的科学发展成就本应该造福广大的国内女性的，因为，在美国由于这样的研究成果，现在宫颈癌的病例数在逐年地下降；但是又是什么原因导致在我国的女性没有能够充分享受科学发展的“红利”呢？答案是明确的：她们中的大部分人还没有机会知晓和深刻认识这个科学的巨大进步！

本书的作者均为女性生殖保健领域的临床一线工作者，希望从专业的水平、用科普的语言阐明女人一生中生殖保健的主要问题，希望让所有的女性都能够享受科学的保健，不再因为保健失误而留下遗憾！当然本书仅是科普书籍，虽然对患者认识疾病有一定的帮助，但是它不能替代医学的专业诊断和治疗。

编　者

2016 年 3 月 3 日

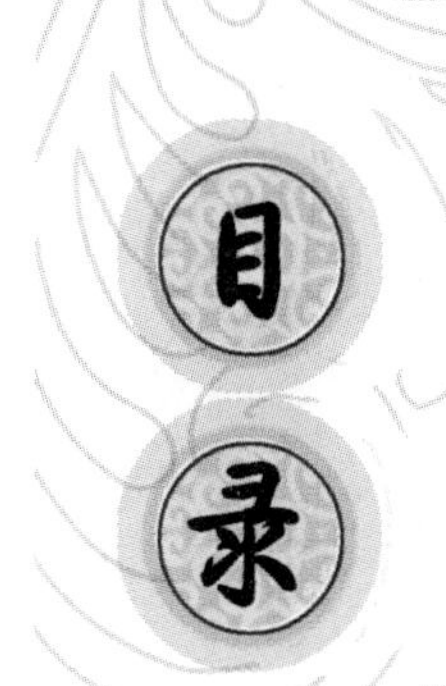
目
录

一、生如夏花，笑如芳草

维吾尔族有句谚语：婴儿是屋子里的明灯。新生命来临了，她们天籁一般的笑声，芳草一般的呼吸，带给我们快乐和幸福，像明灯一样点亮了我们对人生许多新的感悟和希望。望着小宝贝们粉嫩的脸颊，清澈的眼眸，年轻的爸爸妈妈总是在想，要怎样呵护和哺育好小公主，让她健康顺利地成长？

让我们先从认识我们的小公主们开始吧。说到这里，有读者可能要笑了：天下的父母，有谁不认识自己的孩子啊？其实没有那么简单，举个例子说，你们知道女婴和男婴在生长发育中有哪些不同吗？

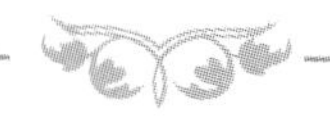

1．弄瓦之喜

我们智慧的祖先在很早的时候就察觉到了女婴和男婴的区别，所以古代人称生男孩为“弄璋之喜”，生女孩为“弄瓦之喜”。璋瓦之称，最早见于《诗经·小雅·斯干》。从字面上讲，璋为玉质，是一种礼器，瓦则为陶制，是纺织机上的工具。这似乎有尊卑之嫌，其实从另一个方面也提示男女婴儿的区别。

现代研究发现，小公主们在早期智力发育上有3大优势。首先，小公主们听觉更敏感。女婴在听见别人的哭声时不仅跟着一起哭，而且哭的时间还比较长，而男婴也跟着哭但很快就会停下来。同样的道理，听到抚慰的话女婴会很快安静下来，而小王子们在同样情况下可就不那么容易平静。小公主们的耳朵很早就能辨别声音的方向，很早就知道用自己的声音来吸引妈妈的注意力，而且还经常这样做呢。相对而言，小王子们对妈妈声音的反应比较迟钝，而且这方面终生都会较女孩子弱些，分辨声音来源也不如女婴那么敏锐。有专家认为，这可能是男孩子们在课堂上更加容易精神不集中的原因之一。其次，小公主们对视觉刺激比如鲜亮的颜色或物体反应热烈，而男婴们在 4 个月以前视觉发育都比较慢，你给他看一些东西如图片他很快就失去了兴趣，他也需要得到更多的刺激才能有同样的反应，所以女孩子喜欢看色彩明丽的花蝴蝶，而小王子只关注颜色灰暗的太空船。最后，女性的大脑对于语言加工更加缜密，所以女孩通常比男孩说话早，而且表达能力更强。

男孩子当然也有自己的长处。首先，他们的大脑中负责空间感知的部分要比女孩发育得好，所以在立体思维上要比女孩优秀。在法国，科学家们曾经开展过一项针对 2 岁孩子的对比研究，结果显示，21%的男孩可以用积木搭出一座桥，而可以做到的女孩只有 8%。空间思维能力是比较显著的男女差异之一，会从儿童时代一直持续到成人阶段。更好的空间感使得男孩的运动能力更加发达，他们平均比女孩早 3～4 个月开始奔跑和跳跃，但是在精细动作的发育上要比女孩慢，所以画画、拉拉链和写字都是女孩子的强项。其次，在观察力方面，小公主们对人的面孔很感兴趣，所以她们喜欢娃娃，而且长大后常能较准确分辨出别人的表情。所以我们经常看见的场面是：当男孩子们操控着他们的玩具汽车打打杀杀的时候，我们的小公主们多半都是安静地抱着自己的娃娃，玩起了过家家。

知道了上述的区别后，年轻的父母们就可以根据新生儿不同的特点，有目的地保护孩子，并且科学地观察和促进孩子的发育。当然，尊重和遵循男婴和女婴发育的自然差别，不代表我们用主观的养育方式去强化这些差异。当女孩子们接触某项挑战比如体育运动的时候，父母们也应该给予适当的鼓励和推动。如果过度地去保护我们的小公主，却让她们丧失了迎接挑战和获得提高的机会，那就未必是件好事了。

除此之外，刚出生的小公主们还有几个特殊的生理现象是男婴没有的，需要爸爸妈妈们特别注意。由于刚刚脱离母体大量雌激素的环境，女婴体内生殖系统中原来增殖充血的细胞大量脱落，造成类似月经的血性分泌物排出而出现少量出血。大约10%的小公主们会出现这种在医学上称为“新生儿假月经”的现象。一般在出生后7～10天会自行停止。所以在给小公主们洗澡的时候，不要用盆浴，而要使用淋浴或者流动水清洗外阴，以免感染。如果宝宝的血性分泌物较多，那要及时到医院检查，排除患有凝血功能障碍或出血性疾病的可能。

在新生儿期也就是从脐带结扎至出生后28天内，大多数的女婴都可能出现处女膜增厚肿胀，呈紫红色，外阴微露裂隙，大、小阴唇明显突起增大变厚，显得发达丰满，阴蒂轻微肿大。这是由于受到通过胎盘扩散的母体激素的影响产生的正常反应，持续一个月左右的时间就会自行消退。除了上述这些比较普遍的现象之外，大人换尿片有时候发现女娃娃的外阴部和阴道口有一些白色黏液性的东西，像成人的分泌物一样。这叫新生儿白带，属于正常现象，家长不必过度紧张，只要正确清洗，保持干爽就可以了。

有些细心的妈妈还会发现自己的宝宝的乳房好像比较大，用手去挤的话还会挤出黄色的乳汁一样的液体。这时候年轻的爸爸妈妈千万不要惊慌，要知道这种增大是暂时性的，一般在出生后3～5天开始出现，2～3个星期后就会自行消失。可以仔细观察一段时间，不要着急马上到医院就诊，过早过多不必要的检查可能引起乳腺组织的挫伤或感染，带来不必要的麻烦。

2. 天使的“时间表”

每个父母都希望孩子能够健康地成长。怎样才能知道自己的宝宝成长是否正常呢？这里我们提供一个简单的宝宝成长时间表，好让年轻的爸爸妈妈有一个参考。

宝宝的身体发育是比较有规律的，概括起来就是“自上而下”4个字。一般来说，宝宝2～3个月时会抬头；4个月手能握持玩具；5个月时扶腋下可以站得直；6个月时会独自坐一小会；7个月时能翻身，可以独坐比较长的时间，也会换手握住玩具；8个月会爬、会拍手，能够扶栏杆站起来；9个月能够尝试独自站立；10个月可以在大人帮助下踏步，独自站立一会；一周岁时可以独自迈步。如果宝宝的发育比这个时间表晚，应当考虑前往专门的儿科就诊，寻求医师的帮助。

智力发育方面，一般来说1～2个月的小婴儿，哭是唯一的语言，3个月时宝宝开始咿呀作声，6个月时会发出单音如爸、妈，到了7～8个月时，能够发出两个相同的单音如爸爸、妈妈，9个月大的宝宝能听懂“再见”这样简单的字词，并模仿大人们简单的发音，到了1周岁，宝宝能够叫出“阿姨”这样稍微复杂一点的词汇，到了2～3岁，宝宝就能唱一些简单的歌谣了。

关心宝宝的健康成长，除了要在饮食和营养上满足孩子的生长需要以外，还要注意孩子的体能锻炼，避免出现“小胖墩”、“小胖妞”。一般来说，2周岁到青春期的孩子，她的标准体重应该是她的年龄的2倍+7或8（千克）。体重波动在10%范围内可以认为正常。如果宝宝体重低于标准值10%以上，那就要警惕营养不良，有可能身体的某个方面存在慢性疾病或者寄生虫，一定要带孩子到医院，找专业的医师咨询检查和帮助；高出标准值10%则是营养过剩，首先要排除身体器官有毛病的情况，然后应该加强孩子的体育锻炼，保持正常的体重才能让孩子能够健康成长。

说到体育锻炼，爸爸妈妈们要特别注意了，宝宝们的身体毕竟有别于成年人，孩子的发育尚未成熟，各器官功能还比较薄弱。她们能够参加什么样的运动？什么样的运动最适合她们？这可是很有讲究的学问。

一般而言，小公主们到了能够走路的时候，就可以适当地参加下面这些运动了。首选是长跑。国内外专家研究发现，经过1年长跑训练后的少年儿童，不仅身体发育正常，而且身高、体重的增长都高于一般少年儿童。但是必须注意长跑时要控制强度，让身体负荷适当，量力而行地安排，循序渐进地增加运动量。除了长跑之外，打乒乓球也对孩子们很有好处。打乒乓球的时候，眼球不断运动使血液循环增加，能提高眼神经功能，缓解或减轻眼睛的疲劳，起到预防近视的作用。乒乓球训练时需要快速地抬肘击球和身体移动，这可以帮助孩子们建立很好的协调性。另外一个值得推荐的运动项目是瑜伽。儿童瑜伽有助于增加身体弹性、改善个人姿势，经常练习能够让小公主们身体柔韧，身姿挺拔；儿童瑜伽能帮助孩子找回身体最自然的状态，增加免疫力，远离压力和疾病；儿童瑜伽还可以促进呼吸系统的健康发育，帮助排毒，提升身体的新陈代谢能力，进而提高抵抗力；同时，瑜伽锻炼可以帮助孩子们平稳情绪，提升小朋友的专注力及耐性，并且加强记忆力及学习能力。此外，专家认为弹跳运动如跳绳、踢毽子、跳橡皮筋、舞蹈等也是非常有益的，因为它们能供给大脑充分的能量，激发大脑的活力。其中跳橡皮筋堪称最佳，它可使人体腰部、腿部肌肉、关节及大脑皮质神经得到整体协调锻炼，适合于 6～16 岁的少年儿童。游泳，不但在增进心肺功能和修长体型方面有独特优势，而且还能通过温度变化有效地提高孩子们对外界的适应能力，因此正受到越来越多的家长和教练们的青睐。

年轻的爸爸妈妈们要寻找适合孩子的运动，掌握运动的强度和时间，和孩子一起运动，既为孩子营造一个良好的生长环境，又帮助孩子培养良好的生活习惯，帮助她们练就一个健康的身体。

3. 让人费解的“宝宝阴道炎”

宝宝才 2 岁多，妈妈艾敏却发现她的外阴处红肿，内裤上也有黄色的有异味的分泌物。孩子经常用手抓挠，很不雅观。到医院检查，医师说患上了外阴阴道炎。艾敏很疑惑：自己的宝宝还这么小，怎么会得这种病？老公和家人都不理解，责怪艾敏没有把孩子带好，艾敏觉得非常委屈。那么，到底什么是婴幼儿外阴阴道炎？它是怎样引起的？又应该怎么治疗和预防呢？

婴幼儿外阴阴道炎多发生在2～9岁的幼女，是女性婴幼儿的常见炎性疾病，因为婴幼儿阴道炎多伴有外阴炎，所以统称为婴幼儿外阴阴道炎。婴幼儿怎么会患上阴道炎呢？首先是因为婴幼儿外阴发育差，既遮不住尿道口又离肛门近，所以细菌很容易侵入。其次是因为婴幼儿阴道环境比成人抵抗力低，容易受细菌感染。如果加上卫生习惯不好，引起外阴不洁或者大便污染、外阴损伤等都可引起感染。还有就是宝宝们好奇，在阴道内放置橡皮、铅笔头、纽扣等，或者玩耍时外阴与地面、沙砾或污染的手指接触，都可能造成感染。最后一种可能是宝宝们接触患病的父母或保育员的手、异物、毛巾、浴盆等间接传播病原体。

怎样及早发现呢？如果小公主们出现不明原因的哭闹、烦躁不安或用手搔抓外阴，或者在尿尿时哭闹，不愿意排尿甚至尿不出来，爸爸妈妈就需要检查宝宝的内裤，如果发现上面有脓性分泌物甚至血丝，赶紧检查外阴，如果看到外阴、阴蒂或者尿道口潮红、水肿，或者有脓性分泌物流出，那就八九不离十了。赶快到正规医院就诊，获得专科医师的指导和帮助。

那么怎样才能避免上述现象的发生呢？关键在于在日常生活中注意保持外阴清洁和干燥。女性特有的生理结构使得尿道口、阴道口与肛门同处于一个相对开放的环境中，交叉感染的机会比较大。所以，在给小公主们清洗的时候，要掌握正确的方法。在清洗之前，爸爸妈妈要记得先洗手；选用浸水的脱脂棉签或者柔软的纱布；在清洗阴唇的时候，一定要按照“从中间向两边”的顺序，先清洗小阴唇再清洗大阴唇；然后再按照“从前往后”的顺序，清洗阴部和肛门；最后要仔细将肛门清洗干净，因为便中的细菌最容易在皱褶中积存。年轻的爸爸妈妈还要知道，适量的分泌物对宝宝脆弱的黏膜可以起到一些保护作用，过度清洗对孩子有害无益。对周岁以内的女婴，不必每次都要扒开阴唇清洗，清洗外阴部就可以了。同男宝宝一样，过度刺激女孩子的生殖器也会导致性早熟的。所以，清洗时要尽量轻柔，而且要避免对阴蒂等部位不必要的刺激。同样的道理，小公主们便后的清洁也非常重要。平时在家，使用温水清洗是最好的；出门在外，便后可以用湿纸巾擦，但一定要擦一遍换一张，切忌重复使用；洗澡时，则应该选用完全不含皂质的 pH 值 7 左右的婴儿专用沐浴液。

还特别要注意正确使用爽身粉。因为使用不当，会导致粉尘从阴道口进入阴道深处，甚至进入内生殖器官里面，附着在卵巢表面，久而久之可能诱发卵巢癌。所以女孩子们最好不要用爽身粉扑下身。另外，尽量不要让孩子在地板上坐卧，尽量不穿开裆裤、不穿紧身裤或化纤的高筒袜；要给宝宝配置专用的毛巾和浴盆，内衣内裤也要分开洗涤，避免混用引起交叉感染。家长还要教育孩子养成清洁的卫生习惯，勤洗浴，勤换内衣裤。

4. 公主，别和陌生人说话

曾经有位母亲写过一篇文章，描述自己送孩子第一天去上学时的复杂心理，非常生动地表达了为人父母将稚嫩的生命交付社会时的期许、忐忑和焦虑。从幼儿园开始，孩子就要脱离相对单一的家庭教育，慢慢地接触和面对复杂的社会。尤其是女孩子，慢慢地长高了，抽条之后的青春身姿玉立诱人。耳闻众多被强奸猥亵的报道中，受害者多数是幼女。仅仅谴责伤害孩童的罪行是远远不够的，人们还应该积极地去做些什么，让孩子们保护好自己，远离伤害。

首先，我们应该帮助孩子逐步确立 8 个明确的观念：

① 要让孩子知道身体的隐私部位不能被他人触摸，包括腹部、臀部、大腿内侧、女性的胸部和会阴部，以及男性的阴茎等。

② 要让孩子懂得，在遇到威胁和危险时，可以通过电话求助，并记住父母的电话和报警电话 110。

③ 要让孩子知道，当父母不在，独自一人在家，遇到有人敲门时应该怎么办。

④ 要告知孩子，不要单独去他／她得不到帮助的场所，不要独自待在僻静的地方。

⑤ 要告诉孩子，外出活动时要告知父母自己的活动时间、地点及其伙伴，如果可能还要将联系电话留给父母。

⑥ 外出游玩时不要轻易相信陌生人，不要接受不认识的人的钱或礼物，不要吃喝不认识的人的食物和饮料。

⑦ 不随便出入录像厅、歌舞厅、宾馆等不适宜少年儿童出入的场所。

⑧ 要让孩子知道，如果遇到性侵犯的威胁时，要迅速离开，跑向人多的地方，并及时向父母和家人乃至警察寻求帮助。

作为父母亲，当孩子告诉你她受到性侵犯，或者你怀疑孩子被伤害时，应该做些什么呢？第一，性侵犯除了对孩子的身体会造成伤害，最重要的是可能对孩子的心理造成更大的创伤。因此，父母首先应该要让孩子知道你会保护她，她可以完全信任你，这样孩子才能更好地配合检查、治疗，同时还能帮助孩子尽早地从创伤中恢复过来。第二，要让孩子知道，你们需要寻求儿童保护服务机构和警察的帮助，报告性侵犯事件，同时也应该让孩子知道，即使报案也是保护她的一种方式，而父母会一直在她身边保护和支持她。第三，帮助孩子寻求专业的医疗帮助，及时正确地就诊，一方面可以判断伤情、并对已造成的损伤进行及时的处理和治疗，另一方面可以明确是否感染性病，以便于进一步治疗；若是已经月经来潮的女孩，还应向妇产科医师说明情况，必要时做好紧急避孕措施，防止孩子遭受更大的伤害。第四，要为孩子营造一个充满爱的环境。性侵害是一种对青少年身心的严重摧残，孩子遭受强暴后最易导致性观念的异常，常转化为对男性的憎恨，甚至拒绝性行为，进而拒绝婚姻，或抱着复仇心理和自暴自弃而滥交。因此，做好孩子心理创伤的康复治疗及长期的心理辅导和心理支持，对孩子的成长极其重要。要让孩子懂得，受性侵犯不是受害人的错，不必有负罪感，而应向所信任的家人、朋友、心理工作者或老师、医护人员倾诉，帮助孩子重建自尊心和自信心。

❊ 二、可能影响女孩一生的疾病

1．扭曲的丝绸之路（阴道畸形）

（1）14 岁了尚未来过月经，可每月总会有规律地小腹痛，这是怎么回事

在一个美丽的小山村，有一个可爱的小女孩，她有一个动听的名字：无忧。最近一年，14 岁的无忧，上了初中却出现了一种奇怪的现象：每个月初她都会出现 3～5 天的小腹痛，开始还痛得不厉害，对此父母也没有特别在意。不知为什么，最近 3 个月无忧的小腹痛却越来越严重了，甚至痛得连上学都去不了。

无忧的父母只好带她来到一所大医院看医师，经内科医师检查，觉得不像是肠道的毛病引起的小腹痛。随后，内科医师推荐她去看妇科，可无忧的母亲却说：女儿才 14 岁，也没有男朋友，不可能有妇科病，没有必要看妇科。在内科医师的一再要求下，她这才来到了妇科。经妇科医师问明了无忧的病情之后，对她的母亲说："你这女儿患的是先天性妇科病。"无忧的母亲怎么也难以相信自己的女儿从生下来就有了妇科病。医师给她解释说：第一，你的女儿 14 岁了还没有来月经，当然在山区也有的女孩子发育晚，到 15 岁才来月经，也是正常的；但是无忧却有每月来月经却出不来的现象，那就是每月有小腹痛；那为什么有小腹痛，且每月到时间就痛呢？这是因为月经是从子宫内产生的，月经产生后从宫颈管再到阴道，最后从阴道口流出来；所以这种情况最有可能的就是子宫下面的阴道不通了，所谓“痛则不通，不通则痛”就是这个道理。第二，因为14岁的女孩子，一般很少因为生下来后有别的原因导致阴道不通，所以最常见的原因应该是患有“先天性阴道闭锁”病。我们这个故事中的主人公无忧，她是非常幸运的，医师通过体检和B超等检查，就很快明确了对她的诊断，并顺利地给她做了“人造阴道手术”。手术后，无忧的月经血就可以从人造的阴道流出来了，每月出现的神秘的小腹痛不见了。后来她长大了还生了2个健康的孩子。现在她的母亲只要遇到有女孩子得了像无忧一样的“怪病”，她就会热心地建议她们去看妇科医师。

看来，有的小女孩也有可能得妇科病！家长们可要警惕！

（2）揭开少女之谜：经期过长，反复出现妇科炎症

有个18岁的女孩，从13岁开始来月经就月经期长，一般人3～7天就月经干净了，可是这个女孩却要半个月甚至20天月经才干净。更有甚者，最近半年，她经常出现盆腔炎症状，并且阴道内经常流出脓液。这究竟是怎么回事呢？难道这个女孩子真的感染了“性病”吗？

这个叫慧慧的女孩其实是个非常纯洁的孩子，是什么原因导致这个花季少女一直饱受妇科病的折磨呢？从慧慧一开始来月经就经期过长这个情况分析，她极有可能患了先天性疾病。对了！慧慧患了一种叫“阴道斜隔”的少见怪病。那这个阴道斜隔为什么就会引起月经期长、不干净、容易得盆腔炎呢？经进一步检查我们发现：慧慧的疾病除了阴道斜隔外，还有双子宫畸形和左侧孤立肾（即右侧先天性没有肾，一般人左右各有一个肾），原来慧慧的这些病可以用一个疾病名来说明，那就是阴道“斜隔综合征”。大家知道，月经血是从子宫产生并经过阴道流出来的。但是慧慧却有2个子宫，其中右侧的子宫与阴道相通，所以右侧子宫产生的月经血就可以顺利地流出

来；但是左侧子宫却只和一个斜形的阴道相通，这个阴道却没有阴道口，它在没有到达阴道口就闭合了，成了一个盲端，这样左侧子宫的月经血到了这个斜形的阴道内就不能出来了。但是，这个左侧的斜形阴道上却有一个针尖大的小孔与右侧的阴道相通，所以左侧斜形阴道内的月经血就只有通过这个小孔流向右侧阴道，再从右侧阴道口流出来。由于这个小孔很小，所以左侧子宫产生的月经血要流半个月甚至20天才能够干净。这就是慧慧的月经期总是那么长的原因，原来是左侧子宫产生的月经血流出不畅所致。但为什么慧慧还经常会出现盆腔炎症状呢？作为一个处女，一般是很少出现盆腔炎的。实际上，对慧慧来说，由于左侧子宫内产生的月经血到了左侧的斜形阴道内不能及时流出来，只能通过那个小孔，再从右侧流出来，大量月经血长时间不能流出来，就导致这些月经血容易腐烂变质，以致变成了滋生细菌的场所。所以，月经血流通不畅也就成了问题的关键。知道了病因，那该怎么治疗呢？

实际上治疗的道理也很简单，即将左侧阴道上的小孔扩大不就可以了吗？是的！过去医师们就一直是这样做的。但是慧慧还是个少女，并且是处女，如果像通常那样在阴道内做手术，就一定会破坏处女膜。在中国现有文化背景下，很多孩子的家长都希望保留孩子的处女膜。经过妇科医师的努力，现在有一种叫“无损伤处女膜的宫腔镜技术”已经能够解决这个问题了。

要提醒家长们，像慧慧这样的疾病一定要尽早去大医院看医师，如果治疗不及时，将对孩子的生殖健康和生育能力产生严重影响。当然，阴道斜隔综合征还有其他的表现，慧慧的病情只是一个典型病例。

（3）真有双阴道的女人吗

的确有。在中国的古代小说中，有关于“双阴道”的女人必须嫁给双阴茎的男人的说法，那么这些双阴道的女人真的在现实生活中存在吗？如果存在，她是不是必须嫁给有双阴茎的男人呢？

其实，所谓的“双阴道”就是医学术语“阴道纵隔”，就是说，在某个女人的阴道中央自上而下有一道隔膜，把阴道分隔成了左右两部分，从而形成了两个阴道。在此情况下，这个女人常常还同时拥有双子宫，或者纵隔子宫（关于纵隔子宫请参阅本书的相关章节）。这个多出来的阴道纵隔是先天性的发育异常导致的，在一般情况下，它没有多大的危害性，也没有明显症状，所以患者本人往往不知道自己有这个病症。但是由于这个纵隔的存在，往往导致性生活时只在一侧的阴道内，精子也只进入一侧阴道内而不会同时进入双侧阴道内，导致受孕的机会降低。另外，这样的纵隔患者如果分娩时由于阴道内纵隔的影响导致胎儿无法从阴道内出来，这时往往要紧急切开阴道纵隔让胎儿顺利娩出。所以对于伴有不孕症或希望有机会从阴道自然分娩的患者而言，这个阴道纵隔是需要通过手术切除的。这样的手术一般比较简单，当然，是不是要同时治疗子宫畸形，则要看具体情况而定！写到这儿，读者也许明白了，“双阴道”的女人实际上是阴道纵隔畸形患者，她可以嫁给一个正常的男人，过正常的性生活。古代小说中的一些关于它的细节描述是不科学的。

2. 石女之谜（无子宫或始基子宫）

小向今年18岁了，亭亭玉立，胸部丰满，俨然是个绝世的美女，无忧无虑。但是，当小向的女伴们都来了月经4～5年了，而她至今还是一次月经也没有来过。小向去问妈妈，妈妈看了小向乳房和外阴都发育了，并且和大人的差不多，小向也没有感觉到有任何不舒服的症状。这种情况正常吗？当然是不正常的，小向患的是原发性闭经。那什么是原发性闭经呢？通常，人们根据既往有无月经来潮，将闭经分为原发性闭经和继发性闭经两类。原发性闭经是指年龄超过16岁，女性第二性征虽已发育，但月经还未来潮，或年龄超过14岁尚无女性第二性征发育者。继发性闭经指正常月经建立后月经停止已 6 个月，或按自身原来月经周期计算停经 3 个周期以上者。

女人为什么会闭经呢？这要从月经是怎么产生的说起。女人正常月经的建立和维持，有赖于下丘脑-垂体-卵巢轴的神经内分泌调节，以及靶器官子宫内膜对性激素的周期性反应，其中只要有任何一个环节发生障碍，就会出现月经失调，甚至导致闭经。控制正常月经周期的主要环节有 4 个，这 4 个环节是子宫、卵巢、垂体和下丘脑，4 个环节中任何一个出现了先天性的或后天性的问题，都会导致月经异常或完全不来月经。

综上所述，可见引发闭经的原因很复杂，普通的老百姓是很难完全理解的。那么小向闭经的原因是什么呢？为了查出病因，妈妈带着小向来到了一家正规大医院看了妇科专家。

小向和妈妈来到了妇科诊室，妇科专家给她做了肛门指诊（因为小向还是处女，所以不能进行阴道检查）。令妇科医师诧异的是小向的子宫非常小，仅有人的拇指头大小，而正常情况下子宫应该有鸡蛋大小。于是妇科医师给小向开了妇科 B 超、染色体、女性激素等多项检查单。结果：B 超检查显示左右卵巢均正常；子宫是实心的，只有拇指大小，且没有子宫内膜；6 项女性激素检查正常，染色体检查也正常。对此，医师诊断为：原发性闭经和始基子宫。很显然，小向不来月经的原因是她的子宫是实心的、没有子宫内膜。大家都知道，月经的产生是子宫内膜按时脱落形成的出血，既然子宫是实心的、没有子宫内膜，怎么可能会来月经呢？

现在，病因查清楚了，小向很想知道：她怎么会患“始基子宫”呢？有办法治疗吗？妇科专家告诉她：始基子宫又称痕迹子宫，属于发育异常，它和先天性无子宫一样，都是因女性生殖器官先天性发育异常导致的。原本，在胎儿发育时期，由两侧副中肾管汇合而来成为女性生殖器官，如果两侧副中肾管汇合后不久即停止发育，就会产生始基子宫。这种子宫长 1～3 厘米，仅小拇指那么大，多无宫腔、无子宫内膜、无月经来潮，多数无阴道。经 B 超检查，可以清晰地看到始基子宫的影像：子宫呈条索状。始基子宫患者的子宫是不能通过治疗转变为正常子宫的。因为，子宫是胎儿的宫殿，始基子宫是实心的，所以不可能怀孕生育。一般始基子宫也不需要治疗，只是要判断一下是否同时合并无阴道，若合并无阴道，则需要实施人工阴道手术，以帮助患者恢复性生活能力。

说起始基子宫，人们很快会联想到先天性无子宫的人，因为它们都会引起女性一辈子无月经。为什么有人会患先天性无子宫呢？因为它是先天性发育异常所致的，是不能治愈的病。民间通常把先天性无子宫、无阴道的女人叫“石女”。石女是不能生育的，但通过手术也可以有正常的夫妻生活。

3．惑人迷宫（子宫畸形）

人们常常形象地戏说子宫是孕育新生命的神圣宫殿。这所宫殿够大够坚固吗？它通常可能会受到哪些伤害？

（1）少了一半的子宫能生育吗

阿玉是个不幸的女人，结婚 4 年中她先后怀孕 3 次，可是每次怀孕到了 6～7 个月时就发生早产，孩子夭折。在中国农村，一个不能生孩子的女人是要被人看不起的，30 岁的她非常着急。为此，阿玉特意来到了省内最大最有名的医院妇科求诊。医师给阿玉做了三维彩超和宫腔镜检查，结果均提示她患有先天性单角子宫。

何谓单角子宫？这是因为正常人的子宫有 2 个角，而阿玉的子宫却只有 1 个角，通常叫做“单角子宫”。更通俗地说就是阿玉的子宫形状不正常，比正常人少了一半。

单角子宫是怎样形成的呢？在胚胎发育的早期，如果一侧副中肾管发育完好，而对侧副中肾管完全停止了发育，左右副中肾管合起来形成子宫时就会形成一个发育较好的单角子宫，并伴有同侧的一个发育正常的输卵管。单角子宫的功能可能是正常的，甚至可以正常地妊娠和分娩。但是由于单角子宫的宫腔较正常的宫腔小，并且宫腔不对称，因此单角子宫的妊娠更多地会发生流产和早产。单角子宫多可能合并有残角子宫。单角子宫患者若反复流产和早产，其治疗是比较困难的，包括卧床休息和在发生早产症状时住院保胎和促进胎儿的肺部发育成熟，以提高早产儿的存活率。若在非孕期，亦可以尝试行宫腔镜手术稍微扩大宫腔体积来治疗。

（2）痛经原来是它引起的

珠珠 24 岁了，13 岁第一次来月经，半年后就出现痛经，而且痛经的程度愈来愈严重，每次都要口服止痛药才能度过经期。周围的成年妇女都说痛经没有什么，不是什么病。因此珠珠一直没有去看病，加之自己还没有结婚，也没有过性生活，所以更不必要去看妇科了。一次，大学里开展了保健讲座，教授说到如果痛经非常严重，可能是病理性的，也就是说可能是因患了某种疾病导致的。这时珠珠就寻思：该不是自己患了病吧？

于是，她来到妇科门诊，妇科专家给她做了肛检和腹部检查，发现珠珠的左侧下腹部有一个点的范围压痛非常明显，而其他部位均没有压痛，而这个点恰巧是每次珠珠痛经的部位。看来珠珠的痛经和其他女人不同，一般情况下痛经多是子宫的位置痛，并且是在下腹正中。而珠珠则是下腹的左侧痛，这是不是疾病导致的严重痛经呢？经妇科彩超发现：珠珠的子宫是单角的，也就是单角子宫，并在单角子宫的左侧发现了一个 3 厘米直径大小的肿块，肿块的中间可以看到子宫内膜的图像，并且肿块的中间有积血。超声提示：珠珠患的是残角子宫。并且残角子宫还有子宫内膜，可能产生月经，但是这个残角子宫由于没有和宫颈管相连，因此每次经血不能够从宫颈管流出来，而积聚在残角子宫中间。“不通则痛！”原来珠珠痛经严重的原因是残角子宫内的经血不能够流出来引起的啊！珠珠为此白白地被折磨了 10 年。

那什么是残角子宫呢？残角子宫系由一侧副中肾管发育、另一侧副中肾管发育缺陷而形成的，可伴有同侧泌尿系统发育异常，可有正常的输卵管和卵巢，有65%的单角子宫会合并残角子宫。残角子宫可分为3型：

Ⅰ型残角子宫是指有宫腔，并与子宫有狭窄管道相通，少见，残角子宫内膜有功能；Ⅰ型因与正常宫腔相通，除非妊娠很少有症状。

Ⅱ型残角子宫是指有宫腔，但与子宫不通，多见；Ⅱ型初潮即出现痛经，并有进行性加重，腹痛时间比经期时间长，药物止痛多无效或效果差。

Ⅲ型残角子宫是指子宫腔呈L状，有纤维带相连于单角子宫，残角子宫内膜无功能、也无临床症状。

一般情况下Ⅰ型和Ⅱ型残角子宫应该行手术切除，并同时切除和残角子宫相连的输卵管。

4．安能辨我是雌雄（两性畸形）

小眉今年18岁了，她拥有高挑的身材，白皙的皮肤，每天和她的女伴一起玩耍，并梦想一天有个白马王子会降临到她的身边。然而现在，这一切美好的憧憬都已化作了泡影。原来小眉竟然是个男人。事情到底是怎么回事呢？事情发生在2周前，因为小眉18岁了还没有来月经，妈妈带她去看妇科，医师给她做检查，发现小眉的外阴发育虽然外观很像是女孩子，但是却没有阴道口，而且可以摸到2个睾丸样的结构。后来，B超在她的腹腔也没有发现子宫和卵巢，染色体检查结果是“46，XY”。这时医师完全可以断定了：原来小眉是个男人，“她”患了雄激素不敏感综合征。

那么，什么是雄激素不敏感综合征呢？雄激素不敏感综合征又叫睾丸女性化。顾名思义，该病是因为体内对雄激素作用不敏感所致的，是一种先天性遗传性疾病。“睾丸女性化”一词为Morris首先倡用，用以表达一组遗传性别为男性、有睾丸、无苗勒管和午菲管衍化器官发育、其尿生殖窦分化为完全女性型、青春期有正常乳房发育而阴毛缺或稀少的患者。在原发性闭经患者中，这种病的发生率居第3位，仅次于性腺发育不全和先天性无阴道，约占原发性闭经患者的10%。患者染色体核型为正常男性型（46，XY），性腺为功能正常的睾丸。外生殖器则为正常女性型，大阴唇发育差，盲袋阴道 2/3 的患者无子宫和输卵管，其余 1/3 只存留子宫和输卵管遗迹。附睾和输精管一般都没有发育。睾丸常常隐藏在大阴唇、腹股沟管或腹腔里面，睾丸体积大多也比较小，精原细胞稀少，所以多数没有精子产生。这种患者的睾丸常有发生恶性肿瘤的倾向，成年后的睾丸癌发生率为4%～9%。患者到了青春期，常常出现女性第二性征发育。乳房发育和正常女性相同，呈女性体态，但阴毛和腋毛稀少，少数甚至完全没有阴毛和腋毛，阴蒂小或正常，小阴唇发育不良，原发性闭经，智力正常。该患者已习惯于女性环境，虽不能生育，但可以结婚。由于患者的睾丸恶变机会很大，所以在第二性征发育后即应做睾丸切除，术后给予雌激素替代治疗，促使其进一步女性化。

其实，睾丸女性化只是两性畸形中的一种。两性畸形是指一个个体的性器官有着男女两性的表现，其发生原因在于性染色体畸变、雄激素分泌异常，导致胚胎期性器官发育异常。若同一个体内既有睾丸又有卵巢，其外生殖器与第二性征介于两性之间，称为真两性畸形。若性腺与外生殖器不相一致称假两性畸形，如外生殖器类似女性而内生殖器为睾丸者称男性假两性畸形；相反，外生殖器类似男性，而内生殖器为卵巢者称为女性假两性畸形。女性假两性畸形较为常见。患者的性腺为卵巢、内生殖道为正常女性，但外生殖器有不同程度的男性化特征，如阴蒂肥大，形状似男性的尿道下裂，阴唇常合并在中线，近似男性阴囊，但其中无睾丸，阴道口小。性染色体组型为XX，性染色质为阳性。病因多由于先天性肾上腺皮质功能亢进、雄性激素分泌过多所致。男性假两性畸形患者的性腺只有睾丸，其外生殖器变化很大，可以表现为男性的外形，也可以表现为女性的外形，或性别难辨。性染色体组型为XY，性染色质为阴性。

一言以蔽之，两性畸形的成因复杂，较难发现，也容易误诊。在治疗时所取性别是否恰当对患者身心健康发育至关重要，一般认为2～3岁前手术治疗确定性别可避免发生心理异常。所以早期发现是至关重要的。以往对真两性畸形性别的取向，主要根据外生殖器的外形和功能来决定是否行男性或女性矫形手术，而不是根据性腺、内生殖器结构或染色体组型。近年来对真两性畸形，特别是染色体核型为“46，XX”者，多倾向改造为女性较好。

5. 转胎药的背后（药物致两性畸形）

孕期口服雄激素或化学合成孕激素的后果——话说“转胎药”

不久前，新闻报道了一个奇怪的小山村：在这个村子里，“转胎药”是个家喻户晓的名词。这个村子所有生下的小孩均是“男孩”。那么，什么是转胎药呢？世上真的有这样的药物吗？这样的药物不会对胎儿的生长发育有影响吗？随着卫生部派出的专家组的到来，整个村子听到了一个让他们后悔不已的消息：原来，这些所谓的用了转胎药而从女孩转变为男孩的孩子，均是药物性的女性假两性畸形，她们的外生殖器看似男孩，但是她们体内的内生殖器却仍然是女性。

那么，什么是药物性的女性假两性畸形呢？药物性的女性假两性畸形往往是由于孕妇在怀孕期间服用了各种合成孕激素类或雄激素类药物造成的。此类药物可能在胚胎外生殖器形成期（即妊娠7～10周时）影响患者的外生殖器发育，使阴蒂轻度肥大，甚至高度男性化。这种怪病常常在同一地区出现多个病例聚集性的发生。患者亲属受“养儿防老”的传统观念影响，加之当地流传服用某种神奇的“转胎药”能包生儿子，孕妇在怀孕后均服用剂量不等的“转胎药”(多为雄激素类药物)。患儿出生时外生殖器确实很像男性，所以众人往往认为“转胎药”十分灵验。这些患儿自幼年时开始即被当成男性抚养，所以他们的社会性别也一直为男性。而到青春发育期时却发现小阴茎并不增大，阴囊里未见睾丸，进而父母发现孩子出现周期性的“尿道口”出血。带去医院一检查，发现乳房有不同程度的发育，“阴茎”(实为增大的阴蒂）只有 1～2 厘米长，没有睾丸组织。进一步检查就发现盆腔有正常大小的子宫。B 超也显示正常的子宫附件和长度不等的阴道。染色体检查也是典型女性型（46，XX）。诊断为药物性女性假两性畸形。

患儿外生殖器发育的畸形程度往往与孕期时的用药时期、剂量、持续用药时间及用药种类有关。因此为了避免此类性别畸形的产生，孕期应避免服用合成孕激素类或雄激素类药物。父母应该注意观察新出生的宝宝的外生殖器，如果从外阴部无法准确判断男性或女性时，应高度怀疑女性假两性畸形和先天性尿道下裂的可能性。就诊时应该详细地向医师提供家族史和孕期用药情况。对于外生殖器整形手术，原则上宜早不宜迟，所以一定要尽早发现尽早治疗。医师会根据外阴发育的不同情况选择不同的手术方式，早期可进行阴蒂缩小术、阴唇成形术、尿道成形术，以免对患儿心理造成过大影响。而阴道成形术，则需要在患儿性成熟之后再进行。

迷信“转胎药”是极其愚昧的，更应该严厉打击“转胎药”的制造者和推销者。这则故事提醒人们一定要相信科学，不要再让更多无辜的患儿成为愚昧的牺牲品！

❊ 三、吾家有女初长成

1．婴儿肥——可爱的烦恼

“婴儿肥”是可爱的，粉粉嫩嫩的娃娃脸是多么的稚嫩清纯，象征着健康和青春。可是在这个以瘦为美的时代，在无数貌似营养不良的国际超模和崇拜骨感的潮流影响之下，每一本美容秘笈和宝典中都以种类繁多的瘦脸“秘诀”来吸引眼球，每一个青春无敌小美女都把拥有一张双颧突起的“立体小脸”作为自己的时尚起点。于是“婴儿肥”似乎成了一个贬义词，一个让女孩们烦恼的字眼。

其实，“婴儿肥”是青春期特有的自然现象。青春期特殊的激素分泌规律往往导致脂肪堆积在脸上，尤其是在脸颊和下巴的地方，但是身材并不胖。婴儿肥是随青春期出现的，是青春期脂肪分布特有的现象，所以不论怎么减肥，脸都不会瘦下来。大部分的婴儿肥到了发育期后就会没有了。不过也有人即使过了青春期，仍然消不下去。

有婴儿肥的女孩会觉得很难搭配衣服，无论怎么穿都觉得不好看，其实只要注意一些，还是有一些搭配方面的窍门的。比方说，选择衣服的时候图案可以选择竖直条纹的，因为这种条纹有拉伸效果，能让你看起来瘦一些，还有就是可以买一些由多种色彩面料搭配而成的，这种图案也能分散注意力不显得胖；另外，在穿衣服的时候要尽量简洁大方，不要太多累赘的东西。

此外，在不影响身体健康的基础上，可以适当地进行瘦脸锻炼，比如每天早上起床时或晚上睡觉前用手掌拍打脸部肉多的地方，力度自己掌握，最好别下手太狠。拍打5分钟以上，直到脸感觉到热热的并有点发红时就可以停止了。也可拍、揉、搓换着进行。其实没有时间限制，闲暇无聊，上网和看电视时都可以进行。每天坚持，脸部多余的脂肪就会逐渐消除，渐渐呈现出一张完美的小脸！做完拍打脸部动作后，嘴巴还可以念着 ɑ，o，e，i，u，ü（阿，哦，饿，一，呜，迂），就是小学老师教的发音方法。记得要大声的念出来，要听到声音。配合着发音把口型张大到最大程度，嘴巴向上下、左右拉，拉到最大程度。这样做有把脸部拉长、起到瘦脸的作用！此外，还有面部减肥操、指压消肿法、面膜等，都会有所帮助。

不过最重要的，还是应该帮助孩子认识到婴儿肥的自然性和必然性，正确地理解和接受它，甚至学会欣赏它，充满自信地、顺应自然地展示自己青春特有的美丽。

2．减肥情结

生在21世纪的女孩子，多多少少都有过减肥的经历。哪怕是身材一直非常匀称的美女，可能也曾经为自己的体重烦恼，嫌弃自己太胖或者“不够瘦”，甚至减肥经历丰富得如同一部小说。有什么办法呢？传媒推崇的美人都像嫩树枝一样纤细，时尚杂志上的模特大多也是双颧隆起，锁骨突出，双腿细长，没有人能够从崇尚年轻和骨感的文化中逃脱呀！

从心理学分析，减肥情结其实是寻求社会认同和自我评定模糊的共同产物。对待诸如体重、健康、生活方式和自我认同等一系列问题的正确态度，有必要从青春期就进行正确的引导，因为这一时期身体的飞速变化和初潮的来临，都会使少女们困惑和茫然，容易形成对身材的负面影响。如果不能树立正确的观念和习惯，之后的生育所带来的身材变化会进一步困扰她们。步入中年之后，随着年龄的增大，她们对自信的缺失和焦虑的增加还会加剧，甚至终身丧失正确的自我价值观和幸福感。在自卑和焦虑下，女性会很情绪化地减肥，感情用事地控制体重，这就是为什么会有人催吐减肥、切胃减肥、吞食绦虫减肥，而且为什么几乎所有的神经性厌食症的患者都是女性的原因。

以下是我们觉得应该树立和坚持的几个让人受益终生的正确观点。

首先，控制体重不是减肥。青春期应控制体重，而不是强制减肥。很多青春期的少女在没有医学或营养学的专业知识指导下盲目地节食减肥，这是很不安全的。仅以身高为例，处于12～13岁时女孩平均每年身高增长5～7厘米，如果在这个突增时期营养不足、不均衡，就会影响身高发育潜力的发挥。所以，青春期一个重要的问题是生长发育，这点与成年人明显不同。过度的节食导致缺乏营养，会引起生长发育迟缓，甚至造成器官永久性损伤。中国营养学会认为，儿童青少年能量摄入量有推荐标准，如一位14岁女生，体重50千克，每天摄入热量应为2237卡。如果单纯节食，可能无法进行日常活动，更没有体力去读书。青春期控制体重，应注重调整饮食结构，适当减少高脂肪、高热量的食物，提倡多运动增加消耗量。抽脂术、药物减肥、大运动量减肥和过度节食减肥等都不适合青春期少女采用。因为这些减肥方法都会导致少女发育不良而产生各种疾病。

其次，坚持健康的饮食习惯和膳食结构才是最自然的减肥方法。通常的减肥计划不外乎是少吃和多动，二者或者单方面执行或者双管齐下。这些在理论上固然有道理，而在实际生活中执行可没那么简单。有些人认为少吃甚至不吃可以让胃“缩小”，胃小了以后即使是想吃也吃不了，自然人就会瘦下来。这是想当然的理解，事实上胃由弹性良好的平滑肌组成，可以随意伸展或缩小，再“小”的胃也是很容易容纳超出每天摄入热量必需的食物。况且，经常饥饿或者饥饱不均会引起胃黏膜损伤、慢性胃炎甚至胃溃疡。更重要的是，人体有着非常灵活的自我调节机制，身体发觉热量摄入不足的时候会自动地调低新陈代谢率，以保证重要器官的能量供应。也就是说，如果你连续一周每天只摄入 1000 千卡 （相当于 4.2 兆焦耳） 能量，身体就会自动调整每天的新陈代谢率至 1000 千卡左右。以往的医学理论告诉我们，当机体需要大量的热量来进行日常锻炼的时候，就会调高新陈代谢率。但是近 20 年的研究表明，单纯的运动只会有效地减轻男性的体重，对女性则效果不佳。

其实，最自然、最高明、最愉快的减肥方法是坚持健康的饮食习惯和膳食结构。健康的饮食习惯是指能够保护心脏、强化骨骼并保持正常体重的饮食习惯。怎样的膳食结构和搭配是合理的和健康的，营养学家和食物学家都可以给予我们很多具体的指导，开具食品清单和一日三餐的搭配，但关键的，是我们选择适合自己的，并终生坚持下去。

其三，让运动成为一种生活方式。运动有很多的益处，保护骨骼、锻炼心肺、舒缓神经，甚至降低食欲。运动有 3 种基本形式：有氧运动，例如长跑和游泳；无氧运动，例如举重和健美操；灵活性训练，例如瑜伽和普拉提。这 3 种不同的运动形式从不同的角度使肌肉、骨骼、韧带和内脏得到完善和强化。理想的运动计划应该包括以上 3 种形式，建议每周 2～3 次无氧运动，其他的时间可以做有氧运动。

形成健康的生活习惯是需要时间和耐性的，但是从长远看，它可以使我们生活得更加愉快。让孩子从一开始就学会用耐心和恒心照顾自己的身体，这个好习惯一定会使她们终身受益。

最后，要教导孩子正确地对待自己的体型，让她们明白自然和健康才是美的起点。美，既是我们真实的体现，也是我们对自己的外表的感受。遗传基因造就的体型是不可改变的，通过智慧、美丽、自信的内在潜力却可以改变体型。能够充分地理解和运用这个高深的观点是不容易的，所以上百万的女性即使掏空了钱包去美容、塑身，甚至整形，也不能摆脱自卑和痛苦。青春期是各种思想冲撞的时期，也是对待世界和人生的基本观念塑立成型的关键时期，作为父母，一定要让孩子们学会全面地接纳自己，通过平衡的饮食和愉快的运动，为健康努力，把自信自强的目标贯彻一生。

3. 不该早来的月经

一般来说，女孩子的乳房发育在 10 岁左右，初潮在 12 岁左右。但是现代生活中关于初潮提前的报道却越来越多，甚至有传闻 4 岁女孩子就来月经的。女孩在 8 岁以前就出现了第二性征发育，10 岁以前即有月经初潮，都称为“女性同性性早熟”，简称“女性性早熟”。性早熟的患儿由于体内性激素增加，骨骼生长加速，骨龄超前，导致骨骺过早融合，因此身高在长至成年时均矮小。性早熟之后的女孩子，会因为初潮的出现而承受很大的思想负担和心理压力。由于在思想上不认识或不接受，女孩子容易出现恐惧、怕羞和激动等情绪波动，影响身心健康，甚至由此可产生种种社会问题，同时也给家长带来了精神上及生活照顾上的很大压力。

鉴于早熟的危害，有几点是要提请父母注意的：

（1）忽然长高是“兆头”

一般来说，容易发生性早熟的孩子，她们的身高在 10 岁以前会出现突然加速生长的现象，往往在年幼时明显高于同龄的伙伴；而随着年龄的增长，同龄伙伴们相继长高了，她们又变得相对较矮了。出现这种情况，家长就不可麻痹大意地说：“咱们女儿先长，人家孩子后长。”实际的情形可能是：自从女孩子的性发育提早出现后，其身高猛增的起始时间及停止长高的时间亦同时提前了，这种长法导致女孩最终的身高相对矮些。更为不良的后果是：这类女孩虽然生理上性发育提早，但是其心理发育并未提早，这就有可能受到社会上不良分子的性骚扰以致酿成不幸的后果。所以提醒家长（特别是妈妈），要防患于未然。

（2）“早熟”也分真假

按照病因区分，性早熟分为“真性性早熟”和“假性性早熟”两类。“真性性早熟”指的是大脑的高级中枢提早解除了对下丘脑的抑制，下丘脑促性腺激素释放激素的脉冲分泌被激活，使得卵巢发生周期性变化而出现过早的青春发育。这种情况下女孩子就会出现有规律的排卵，并具有生育能力。“假性性早熟”即性早熟不是来自下丘脑–垂体系统的刺激，而是体内某个部位出现了能分泌性激素的囊肿或肿瘤，或是女孩子误服含性激素的食品、药品、补品或误用含性激素的化妆品，从而出现性征的发育及月经初潮提前，但不具备排卵和生育能力。这两类性早熟的治疗和结局都是很不相同的。所以，家长们需要知道这些，并有目的地寻求专家的治疗指导。

（3）日常生活需“警惕”

女儿过了 8 岁，做妈妈的就应该定期关注一下她的乳腺是否发育，因为乳腺是性征发育的第一步。如果出现了乳核，妈妈应及时带着女儿到医院检查和治疗。性早熟的早发现早治疗非常重要。只要及早发现，医学上有很多方法可以控制早熟，改善最终的身高和发育进程。对真性性早熟的孩子，一定要给予特殊的关心和照顾，以避免不幸后果的发生。

（4）注重细节话预防

要预防性早熟的发生，家长首先注意少给孩子吃鸡肉、牛肉、羊肉、蚕蛹等，也不要滥用未经严格检测的所谓儿童食品。很多针对儿童市场的补剂和口服液标榜“长高长壮”，但其实可能含有激素成分。这些激素使孩子在五六岁时长得比同龄儿童高大壮实，其骨龄已达 8 岁或 10 岁，而等孩子进入正常发育阶段时反而不见长。市场上出售的家禽，绝大部分是用拌有快速生长剂的饲料喂养的，禽肉中的“促熟剂”残余主要集中在家禽头颈部分的腺体中，因此，也不要给孩子吃鸡、鸭、鹅的颈部。反季节蔬菜和水果，比如冬季的草莓、葡萄、西瓜、西红柿等，春末提前上市的梨、苹果、橙和桃，几乎都是在“促熟剂”的帮助下才反季或提早成熟，也是不能给孩子食用的，尤其要避免给幼儿食用。

其次，千万不要给孩子滥服营养滋补品，比如蜂王浆、花粉制剂、鸡胚等“补药”。要妥善存放避孕药物、丰乳美容品等，以免孩子误服或接触。可入药的大补类食品包括冬虫夏草、人参、桂圆干、荔枝干、黄芪、沙参等，越是大补类的药膳，越易改变孩子正常的内分泌环境。洋快餐，特别是炸鸡、炸薯条和炸薯片，过高的热量会在儿童体内转变为多余的脂肪，引发内分泌紊乱，导致性早熟。而且，食用油经反复加热使用后，高温使其氧化变性，也是引发“性早熟”的原因之一。有研究表明，每周光顾洋快餐两次以上，并经常食用油炸类膨化食品的儿童，“性早熟”的可能性是普通儿童的2.5倍。此外含过量锌和蛋白质的补品，等等这些，都是催化性早熟的“杀手”。

在日常生活中，不要给孩子吃成年人服用的补品，也不要把这类补品随便放在小孩子够得着的地方；少给孩子喝饮料；不让孩子接触到避孕药、含性激素的化妆品等；哺乳期的妈妈一旦服用避孕药，就不要给孩子喂母乳了。

如果儿童已经出现了性早熟，作为家长一定要解除顾虑，在咨询专家之后一定要跟孩子很好地沟通，给她们分析病因。这是十分重要的，通过耐心的解说和安慰，减轻孩子的精神负担和思想包袱，才能让孩子积极配合医师，进行较好的检查与治疗。同时，家长还应该根据儿童的理解能力及早开始进行月经知识、经期卫生的教育和性知识教育。这样才可以让性早熟的孩子继续正常地生活和成长，而不会因此影响今后的结婚与生育。

4．送给孩子的成人礼

当豆蔻年华的青春扑面而来时，亭亭少女们的身体已悄悄地发生着变化。如果说乳房的发育提示了生殖系统发育的开始，那么初潮的来临就真正意味着女性生殖能力开始走向成熟。在日本，女孩子迎来初潮是一件值得全家人庆贺的事，虽然学日本人那样大张旗鼓一番似乎不太符合中国的风情，但在女儿常常毫无心理准备地迎来初潮时，母亲送来的一份小小贺礼，为排除她对此产生的种种敏感和焦虑，让她为初潮的来临而骄傲，这将对她完善自己的性角色带来积极和深远的影响。

首先，我们要向母亲们推荐的初潮礼物是一本精致的大月历，并请母亲亲手安置在女儿的房间。母亲们可借着这份礼物告诉女儿，人的月经周期大致为一个月，因人而略有或长或短的差异，初潮后的几次月经可能会“乱”一些，但以后就“守期”了。做妈妈的要教会女儿在每次月经来临的第一天在月历上用笔作一个记号，当两次月经间隔的天数趋向一个稳定的数字时，此数即为她的月经周期。她可以利用此数在现时推算下次月经来临的日子，以便对它的来临有充足的准备，这也是指导孩子对人生进行自我把握的重要一课。

对于 21 世纪的新一代，父母们如果要给青春萌动的她们再准备一份成人礼物的话，可以是一本性教育的读物，一件个人卫生的用件，也可以是一盒避孕套。“现在的小孩什么都懂”，常听到一些父母这样感慨。的确，资讯发达的时代让孩子们多角度、多途径、多方位地接触着世界，但她们毕竟不成熟。我们希望所有 18 岁以前的孩子都安全地待在第一道防火墙之内，但却往住难以达到我们的期望。事实表明，越来越多的“小勇士”翻墙而过了。我们难以预料究竟哪些孩子会越墙，所以还是需要给她们再建一道安全网。在讲解“生命的孕育和诞生”这一课时，孩子们已经从光盘上直观地看到了精子与卵子结合的情景，并从“计划生育”一课得知，如果父母不可以生第二个孩子的话，用哪些方法可以阻挡或避免精子与卵子见面，以及万一它们见面了，可以在 72 小时内用紧急避孕丸消除受精卵等。关于避孕与紧急避孕的知识大多数孩子都会在将来用上，个别孩子也许会在禁不住冒险时用上。至于避孕套的用法、口服避孕药的具体使用、避孕和紧急避孕的实施，可向计划生育工作者、医院或药房的专业人员咨询。我们还必须让青少年知道，没有一种避孕手段是万分可靠的。因此，如果有性生活的女子发现自己未按时来月经，父母亲就要尽快带孩子到医院做检查。如果检查出怀孕了，就一定要做人工流产终止妊娠。根据现有的医疗技术条件，3 个月之内终止妊娠相对安全。尽管人工流产只是避孕失败后不得不采取的补救措施，但 3 个月内就终止妊娠毕竟比大月份引产要安全些，可能造成的伤害也要小得多。

可不要小看了这些小小的礼物，它们承载的是一份开明的理解、一种坦诚的关怀。它可以帮助我们更真实地接近孩子，帮助她们建立道德屏障，并把科学的信息向她们传达，让她们真正做到“知情选择”，以确保自身的健康。

5. 喜欢捣乱的青春期

青春期是个“麻烦的”特殊时期，它的麻烦之处在于生理上的和心理上的双重变化带来的双重不稳定性。青春期女孩身体的变化，像蛹儿化蝶一样神奇，但却要经历一个一个关口、发掘一个一个小秘密，虽然这些“关口”有显露在外的、有“隐身”的，却都是一步接一步，并且需要经过几年时间才能完成的。

体型上的变化是显而易见的。首当其冲的是乳房的发育。女性的乳房发育大约开始于 10 岁，此时由于乳头、乳腺管及脂肪组织增大，乳房向外突出，乳房会比以前更圆、更突出，乳晕范围更宽广。在这个时候，乳头周围会出现一个胀疼的结节，如果不小心碰到会引起疼痛。因此，女孩在运动或玩耍时一定要保护好自己的乳房。乳房发育成熟后，这个结节就会自行消失。

在乳房开始发育的前后，同时会出现腋毛与阴毛的发育。黄种人的阴毛与腋毛的发育不如白种人的多，且分布范围较广。女性的阴毛发育一般迟于乳房的发育，而腋毛发育晚于阴毛发育，多数女性腋毛稀疏。

与此同时，身高的增长较快，平均每年可增长 10 厘米左右。当达顶峰后骨骺愈合，身高停止增长。同时，臀部、乳房、腰部、下腹部等处脂肪堆积较多，形成丰满的女性体态，到成熟期时，女性脂肪重量约为男性的 2 倍。女性臀部突出、骨盆变得宽大、体态丰满，另外皮肤变得细腻、光滑、柔软，逐渐显示了女性的阴柔之美和婀娜之姿。

女性性成熟的特点，就是以每月有规律排卵为标志。规律性的排卵，表明女性已具有了怀孕生育的能力。而这种能力的外在表现就是月经已规律来潮。从初潮开始至更年期，子宫内膜受性激素周期性变化的影响，发生周期性的坏死脱落，同时伴有出血，即为月经。初潮多发生在夏天，个体的发生年龄波动在 11～18 岁，多数在 12～14 岁来潮。初潮年龄的早晚与经济水平及营养状况有关。近年来，伴随社会经济发展和生活水平提高，我国女孩的初潮平均年龄与欧美、日本等国曾出现的现象一样，有逐步提前趋势。

性成熟的内在原因是生殖器官的发育。在青春期，女性的卵巢开始逐渐增大，子宫的重量与大小都逐渐增大，子宫内膜的厚度也将随月经初潮的来临而发生周期性改变，青春期后输卵管开始增粗，管腔内出现纤毛和分泌细胞，也随月经周期而发生变化。与此同时，女性外生殖器也在发生明显变化。但在初潮来临时，卵巢仍未完全发育成熟，其重量仅为成人的 30% 左右，功能也日臻完善。开始排卵后，卵巢表面从光滑而变得凹凸不平。

青春期内分泌功能活跃，其他与生长发育相关激素的分泌亦明显增加。一些重要的内分泌腺如垂体、甲状腺、甲状旁腺、肾上腺、胰岛、性腺等，开始分泌各种高效能的生物活性物质——激素，释放入血液或组织液，和它们各自的受体结合，调节某些特定细胞的代谢过程或其中的几个环节，以保障各器官和组织的生长、发育及成熟过程顺利进行。青春期对内分泌的调控是一个复杂的过程，受许多因素影响，其中神经系统对内分泌的调节起重要作用。与青春期发育关系最密切的是下丘脑–垂体–性腺轴，社会心理因素、环境因素和瘦素水平，都是影响下丘脑–垂体–性腺轴功能活动的因素。

既然内分泌调节系统刚刚启动时功能上还不稳定，那么青春期女孩第二性征发育时期要持续多久？身体发育的顺序又是怎样的呢？对于这些知识，妈妈和孩子都应该有所了解，做好必要的心理准备，才能更加自然地、顺利地走过这个过程。

一般来说，青春期的发育顺序有着以下的时间表：

8～9 岁：骨盆开始变宽，皮脂腺分泌增加。但这个阶段一般都不会有什么特别的感觉，多是在不知不觉中度过的。

10 岁左右：皮下脂肪变厚，臀部变得浑圆起来，乳房开始发育了。

11～12 岁：乳房继续发育、稍微隆起；在阴部，准确地说是在大阴唇周围和耻骨长出了毛毛——阴毛；开始进入变声期，声音变高、变细。

13 岁左右：乳房显著增大了；阴毛越来越多，逐渐接近成人，且腋下也开始长出腋毛；这前后，很多女孩子的个子开始猛长；之后，很多女孩子就会有“初潮”——月经。

14～15 岁：乳房基本发育成熟，胸部更加丰满了；手臂、臀部更加浑圆，腰部相对较细，骨盆明显变宽，身材逐渐显出女性的特征；生殖器官开始发育，月经基本形成周期。

到 18 岁左右：乳房继续发育成熟，月经周期形成规律，性器官发育进入成熟期，身体发育得更加匀称，已经接近成年人，就真的成为一个大姑娘了。

当然，这个时间表依然只是个参照，是个平均数；而且，人的发育过程是个延续的、渐进的过程，每个阶段之间不是“咔嚓”画条线那么明显，每个阶段延续的时间也会因人而异，有人在某一个阶段发育得快，到另一个阶段发育却又放慢了速度……

青春期的生长发育是十分重要的，甚至可能影响孩子的一生。因为在青春期，人体的外部形态、生理功能、心理行为等都发生着巨大变化，简单说来表现出以下主要特点：

① 体格生长加速，以身高为代表的形态指标出现第二次生长突增。

② 各内脏器官体积增大、重量增加，功能日臻成熟。

③ 内分泌功能活跃，生长发育相关激素分泌明显增加。

④ 生殖系统功能发育骤然加快，迅速成熟，到青春晚期已具有繁殖后代的能力。

⑤ 外生殖器和第二性征迅速发育，使两性的外部形态特征差异更明显。

⑥ 心理发展骤然加快，产生相应的心理行为变化，出现了一些青春期特有的心理行为问题。以身高、体重为代表（包括其他身体长度、宽度、围度指标）出现的生长突增，标志着青春期的开始。生长突增、生殖系统发育和第二性征的共同发育，导致男女两性之间在身体形态方面的差异越来越明显。男性、女性中也分别出现早、中（平均）、晚等不同的成熟类型。这些类型的差别，对青少年发育后的成年身高和体型特征有重要影响。

在青春期的早、中、晚三期中，青春早期的主要表现是生长突增，出现身高的突增高峰；性器官和第二性征开始发育，一般约持续2年。青春中期以性器官、第二性征的迅速发育为特征，出现月经初潮（女）或首次遗精（男），持续2～3年。青春后期体格生长速度逐步减慢，直至骨骺完全融合；性器官、第二性征继续发育，直至成人水平；社会心理发育过程加速，通常持续2～3年。

6. 少女文胸

青春期乳房的发育，标志着少女开始成熟。隆起的乳房体现了女性美，应该受到很好的爱护，这也是很有学问的。首先，发育阶段的少女千万不要束胸。束胸有很多害处：压迫心脏、肺脏和大血管，影响身体内脏器官的正常发育；影响呼吸功能，其中主要影响胸式呼吸，束胸使胸部不能充分扩张，影响全身氧气的供应。束胸还会压迫乳房本身，使血液循环不畅，从而导致乳房下部血液淤滞而引起疼痛、乳房胀而不适，甚至造成乳头内陷、乳房发育不良，影响健美，将来也会造成哺乳困难。女孩子要大方地把自己乳房发育的情况告诉妈妈，以便及时得到必要的保健指导。

那么，什么时候开始就应该戴文胸了呢？配戴怎样大小的胸罩是合适的呢？一般来说，乳房发育基本定型后就应该开始戴胸罩了，对于处于发育阶段的女孩不宜使用定型性的文胸，特别是有钢圈的，而穿戴背心围就能满足这一年龄段少女的需求。普通背心是一种平面的设计，会压制乳房的发育。但背心围则因增加了一个突起的围，形成可伸展的弧度空间，很适合青春期乳房发育的需要。而在运动过程中，则可以选择少女型文胸。少女在 15 岁左右乳房发育基本定型，但个体差异性较大，准确的测试办法是：用软尺从乳房上缘经乳头量至下缘，上下距离大于 16 厘米时即可佩戴胸罩。由于少女体型不同，乳房大小也各不相同，所以合适的胸罩应该以佩戴后感到舒适而又无紧束感为准。还要根据身体发育成长中的胖瘦变化，随时更换胸罩。千万不要片面追求体型美而勉强戴不合适的胸罩。少年时期精力旺盛，选择富有弹性的优质化纤面料比较好，其中竹炭纤维质地的比较符合要求，吸汗和透气性都好。天然纤维恢复性差，洗后容易变硬。另外为避免尴尬，选择粉色和白色的文胸，穿校服时就不怕胸部太突出的问题了。尺寸合适了，还要注意勤洗勤换，保持清洁。晚上睡觉时把胸罩取下，以便睡眠时呼吸顺畅，血液流通。戴胸罩要养成习惯，无论春夏秋冬，持之以恒。

乳头痒是怎么回事？怎样保持乳房卫生？乳晕有许多腺体会分泌油脂样物质，这些物质可以保护皮肤，但也会沾染污垢、导致乳房红肿等，因而要保持乳房的清洁卫生，必要时要清洗乳头。青春期少女，由于内分泌的原因，每当月经周期前后，可能有乳房胀痛、乳头痒痛现象。这时少女们千万不要随便挤弄乳房，抠剔乳头，以免造成破口而发生感染。要经常清洗乳头、乳晕、乳房。

还有一个常见的问题，怎样及早发现少女乳房发育不良？若发现乳房过小或过大或乳房发育畸形该怎么办？若发现这些情况，一是可通过健美运动促进胸肌发达，或者通过正确的按摩促进血液循环，使乳房显得丰满；二是在医师指导下进行适当调治。少女要到身体发育定型、性完全成熟后，才能确定乳房是否发育不良，不要过早下结论。但是乳头内陷应该及早就医，必要的时候要手术矫正，以免影响乳房的发育和以后的哺乳。

7. 当高考和初恋一起来临时

“我们不是坏小孩”

小许和文静（化名）是北京市某重点中学的高一学生，两人在班里的成绩从未下过前三名，是老师和家长眼中公认的好学生。可是最近，两个人都陷入了一种莫须有“罪名”的苦恼之中。原来，他们两家离得比较近，又是同班同学，成绩还不相上下，并且都喜欢在课余时间搞摄影，所以一直比较聊得来。但是，学校对于异性同学之间的交往一直有着很严格的管理，老师会定期召集班里的同学投票选出疑似“早恋”的学生。自然，接触比较多的小许和文静也名列其中。于是，被分别谈话后，双方的家长也被叫到了学校。任凭两人怎样解释，老师和家长还是出于防患未然的态度对他俩进行了批评教育。这两个孩子觉得无法接受这个根本不存在的事情，感觉很委屈，再也不敢一起上下学，在班里或外面遇到了连话也不敢说，成绩也下降了很多。后来，这两个孩子先后转学了。小许私下表示，班里确实有早恋的现象，但是家长和老师不能就因此进行武断“一刀切”，把同学之间的正常交往都归结为此，这样对他们伤害很大。

我们发现，在社会上大多数人对待“早恋”问题所持态度中有两类十分普遍。一是无所谓，他们认为每个人都是从这个时候过来的，各种反常的行为是这个时期特有的，过了青春期自然就好了。这样做的结果往往导致孩子得不到正确的引导，甚至做出一些错误的举动。另一种情况，是家长过分紧张，谈性色变，对孩子生长发育中所出现的生理变化不能给予科学的阐释，对于孩子提出的性发育等方面的问题总是打压，甚至认为孩子提出这样的问题是思想不健康的表现。这样下去，孩子必然要寻找其他的途径去了解这些知识，甚至开始频繁地和异性亲密接触或浏览色情网站。

随着女性第二性征的出现和性发育的日渐成熟，少女的性心理也在慢慢地趋于成熟。含苞待放的花季少女，会悄悄开始玫瑰色的爱的梦幻。不论男女，性意识的产生和发展总要经过性欲潜伏期—性欲觉醒期—性欲萌发期—性爱体验期—性行为这一系列的演变过程。青少年与异性交往可分为三个时期：疏远期（10～11岁）、群体接近期（14～15岁）和个别接近期（15～17岁）。这些方面男女都是一样的，但是女性一般地比同龄的男性发育早，所以她们的性欲萌发期和性爱体验期的到来可能要早一些。八九岁的时候，由于处于性欲潜伏期也就是性疏远期，男孩女孩是互不来往的，同性之间却很亲密。逐渐进入性欲觉醒期和性欲萌发期，女孩子就会越来越注意异性，并且热切地希望自己引起异性的注意。她会刻意打扮自己，或者当男孩子在场的时候故意和女伴大声说笑。但是如果有人盯着她看，她又会感到惶恐不安，如果有人给她写情书，她甚至会感到愤怒。慢慢地她会开始和异性交往，初中生往往是从自己日常接触到的同学开始。女孩的羞涩使她常常处于等待的被动位置，但是由于女孩发育较早，所以有时她也会主动地去结交男孩。这些并不是思想不健康，而是本能的生理反应，不能统统加以抑制，否则会事倍功半，甚至会适得其反，在孩子心灵上留下严重的创伤，终生难以磨灭，甚至使她们误入歧途，以致堕落犯罪。

怎样正确指导少女和异性正常地交往，消除她们内心深处对异性的神秘感和猎奇心呢？有一个好办法，那就是带领她们积极地参加集体活动和体育锻炼。这些活动既能消耗她们过分旺盛的精力，又可以开阔她们的视野，广交朋友，转移对性的注意力，减缓“性知觉”的频度。

“少女情怀总是诗。”在孩子们天真烂漫的青涩春天里，保护她们神秘的梦境，鼓励她们纯洁的友谊，这就是感悟了人生的父母给孩子献出的最富有智慧的爱。

四、人类永恒的主题——揭秘人类性心理和性生理

1．性本能（从动物性本能到人类性心理）

性行为，是人类保留的动物原性的一个重要方面。性生活是指为了满足自己性需要的固定或不固定的性接触和性交，但是不限于性交。性心理，是人类性行为活动中的各种心理反应。正常的性心理，体现在不同年龄阶段的性心理发展。心理现象有一个从动物到人类的发生发展过程。动物的性行为中有没有心理反应呢？这是一个存在着争议的问题。

一般认为，动物的性行为活动是一种本能活动，主要受性激素水平的调整。也就是说，生理反应占主要地位。西方的比较心理学家们用动物做了大量的实验，证明了性激素与动物的性别分化、性行为差异、性活动的激发都有密切的关系。而动物的性心理活动则处在萌芽阶段，可简单归纳如下：

①动物的性心理停留在低级心理阶段，主要形式是感觉活动，如嗅觉、触觉、听觉等在性行为中的体现。虽然一些高等动物如恒河猴、黑猩猩等，已出现了较高层次的性心理活动，但并没有反映在思维活动上。

②动物的性心理是对性行为的本能反应，没有自觉和主动的性心理活动。

③动物的性心理与季节的关系密切，有一定的季节限制和性周期的制约。

从动物的性本能到人类的性心理的形成有一个漫长的发展过程。人类的性心理也经历了由原始人到现代人的发展。就个体而言，从出生、成长，

到成熟、衰老，性心理也有一个发展过程。性心理活动还受着社会因素和文化因素的影响。

不言而喻，性行为是一个非常敏感也非常具体的话题，它是人类各种行为中最普遍、最正常存在的自然现象。它目的明确，是自然的过程。性行为包括拥抱、接吻、爱抚、性交等。人类性行为人人皆有，是繁衍后代及人类社会发展的基本内容之一。但人类的性活动绝不仅仅是生物的本能反应，它包含着丰富的心理活动，并受着社会的制约。这是人类性活动区别于动物的根本点。现代科学研究表明，人类性行为除了性交活动外，还应包括性身份的塑造、性角色的进入、性意识的发展、性的社会化等，这些方面包含了许多的心理学内容。因此，人类性行为是一种旨在满足个体的性需要，并协调社会的性文明的行为活动。“谈性色变”固然不正确，但忽视性活动的社会制约也是过度“性开放”和“性乱”的表现，因此还是那句永恒的真理：“恰如其分”才是对待万事万物的标尺。

2. 和谐性之源（和谐性生活和性心理的特点）

电影《手机》中曾经有个经典的“审美疲劳”之说，现实地反映出生活中夫妻的性生活缺乏兴趣、激情减退的现象。那么为什么性生活会出现质量下降甚至不美满的问题呢？并不是生理上的问题，也就是说生殖器官并没有出问题，而是性心理上出了问题。人类的性除了动物的性本能之外，还有一个非常重要的因素——性心理。可以说：没有一个恰当的性心理，就不可能有满意的性生活。现实生活中性心理往往被忽视了，这是很不正确的。人类心理因素与性生活的和谐关系极为密切，夫妇之间的互敬互爱、平等相待、互相体贴、互相配合，这是获得满意的性生活的基本心理条件。正常而美满的性生活所具备的一些心理特点有：

① 夫妇双方都有性的欲望和冲动，而不是一方有性的冲动，而另一方

却不以为然。

② 夫妇双方相互都有同房的需要，并为此感到轻松愉快，而不是单方需要，另一方觉得是一种负担而应付了事。

③ 夫妇在同房时，注意力应高度集中在性行为上，应没有其他的意念，不想与性生活无关的事情。

④ 夫妇在同房中激动、兴奋、欣快的情绪相互感染，并相互激励对方。这时的表情、姿势、语言、语调等都是相互触发性快感的手段，而不应有一方不自然、勉强或者感到为难。

⑤ 夫妇双方是在高度的舒适、喜悦和满足中完成性行为，而不是毫无趣味。

和谐的性生活并不是必须以双方同时达到高潮作为标准的。人们总期望着最好能双方一同到达高潮，但这并非每次都能做得到，因为双方在性唤起到性高潮过程中，不免有程度上的不同和进度上的差异。由于男方在性高潮（表现为射精）之后出现了性不应期，即不可能马上出现第二次高潮，而女性不存在不应期，所以能够连续多次地出现性高潮。所以只要双方在感情上，即性心理上能得到满足，不出现性高潮也应算是和谐的性生活。

性生活不和谐，可做心理调适

许多夫妇常为性生活的不和谐、不美满而苦恼，严重者甚至危及婚姻关系。究其原因，大部分是属于心理因素方面的。了解了这一点之后，就可有针对性地从以下方面加以调适：

① 性生活和谐，要以爱为基础。夫妻性生活的目的，不仅仅是生儿育女，同时也是夫妻整个爱情生活中的一个重要组成部分，即做爱是双方健康的需要，也是一种情爱的享受，其目的就是为了表达和分享对对方的爱。

② 做爱要注重过程。有位性学专家指出：夫妻间的性生活，有如从事体育活动一样，你不要只对最后的结果感兴趣，应该对活动过程更感兴趣，不然的话，就会造成夫妻间做爱过程的紧张，反而达不到性高潮。

③ 及时表达做爱的感受。性学专家指出，夫妇做爱时，要及时互相吐露自己的性感受，帮助对方了解敏感部位及获得性快感的技巧。

④ 做爱方式要多样化。千篇一律的性生活方式，会使人产生单调乏味感。性交姿势与做爱技巧要不断变化翻新，这样做可以提高性生活的新鲜感和吸引力，使性生活更为和谐和富有魅力。

⑤ 要创造良好的做爱氛围。夫妻过性生活，要事先做好准备，如事前洗个澡、打发孩子早点入睡等，还要多谈论些与做爱有关的使人兴奋的话题。

⑥ 和谐性生活，需要双方共同的努力。夫妇双方应阅读一些性知识基础之类的书籍，了解男女性心理和性生理的不同特点，以便互相配合、互相激发，使性生活美满愉快。

3．房事锦囊（正确处理性生活意外）

在同房过程中或之后常常可能会出现一些不适，这时夫妻双方需要正确、科学地认识这些不适的原因，不要相互猜忌对方、轻易相信对方患有“性病”并认为这些“性病”感染了自己。在生活中出现在同房之中或之后的不适，很容易导致男女之间相互猜疑与指责。这种现象在妇科医师的临床实践中会经常遇到。处理问题的正确方法是：首先看医师，了解原因。一般情况下医师会根据情况做相应的检查，排除性病的可能。当然，下列情况是同房过程中和之后比较常见的不适，正确地认识和处理，也是护理性行为非常重要的方面。

① 性生活过敏：过敏的发生多数是由于对霜乳胶、对其他避孕用具和药物的不适应，女性常会感到阴道刺痛、烧灼。一旦有不适反应，可用水、湿毛巾或纸巾擦去或灌洗除去残留的液体、霜剂之类，然后洗个温水浴。

② 痉挛及疼痛：发生的原因可能与性生活时动作过于剧烈及肌肉过度拉伸有关。预防的方法是性前戏要充分，动作要温柔。一旦发生这些症状，

应予停止，待症状缓和下来。

③ 避孕具的滑落：很多的已婚者都经历过安全套破裂或阴道隔膜滑落的意外。正确的做法是：72 小时内口服两次事后避孕药，记住口服事后避孕药之后不能再进行无避孕措施的性生活；假如安全套脱落在阴道内，只需轻轻捏住其根部拽出即可。

④ 阴道隔膜取不出来：有时比较剧烈的动作会将阴道隔膜推向深处，以致难以取出。对此，可取蹲位，然后屏住呼吸收缩腹部，阴道隔膜就会被向外推至可以够得着的位置，这样就可以自己将其取出。

⑤ 盆腔充血：女性在性兴奋时，大量血液涌入盆腔组织形成充血状态。这时，女性应该平卧，用一只枕头把臀部垫高，每次半小时，每天 3～4 次，可帮助血液返流，必要时可服一些中药帮助改善血液循环。

⑥ 尿路感染：一般来说，每周做爱达 5 次以上或每次性生活的时间太长都算在“过度”之列。过度性生活可能造成细菌侵入尿道甚至上行膀胱，导致尿路感染。另外，在同房前，男方应用清水清洗外生殖器，可以减少男方生殖器上污垢导致的尿路感染。

⑦ 颈部疼痛：颈部肌肉僵硬或牵拉容易引发扭伤，可用一条毛巾扭成一股围在脖子周围，并将两端系紧，来支撑头部减轻肌肉的负担。

⑧ 背部扭伤：正常的性生活是不应该有疼痛的。性生活中背痛多见于背部肌群相对较薄弱的女性，处理方法是立即屈膝侧卧，两膝之间放一个枕头，并做局部冷敷。

4. 终结处女（初次性生活）

（1）如何顺利度过首次性生活

性生活是夫妻生活的重要组成部分，新婚是性生活的开端，男女双方很需要了解关于性生活的一些常识。双方要有基本的性知识，了解男女生殖器官的部位。对性生活，新婚男女的心情略有差别，新郎往往表现出兴奋、渴望、好奇、稍有紧张；新娘则常常较紧张、恐惧、羞涩及有顾虑。新郎要有所克制，切勿过早接触性器官，要有步骤地采用温柔爱抚的方式去消除新娘的胆怯和顾虑，以激发其性欲。男方性欲往往是本能的反应，性的想象和视觉刺激都是引发性欲的兴奋剂，爱人的体态、亲昵的表情都可引起性冲动。女性对性想象也很敏感，尤其是触觉、听觉特别敏感，妻子易被甜蜜的语言、热情的拥抱、接吻或爱抚所激发。男女双方要互相爱抚，争取同步进入性兴奋期。女方主动解除紧张心理也是很重要的一个步骤。一般而言，初夜由于处女膜的破裂可使女方有轻微的疼痛。但由于性的冲动，这种微痛很容易被掩盖过去。如果双方都懂得性知识，都能使性欲得到充分的发挥，使女方能有足够的阴道润滑液和阴道口润滑液，男方又能在温柔、体贴上细下功夫，双方尽力默契和协调，则初夜完全能在欢愉中度过，即使稍有疼痛，也会被性的兴奋所冲淡。首次性生活没有完全成功，达不到性高潮是常有的事，只要坚定信心，经过几次性生活之后，一定会让双方感到满足的。

目前，有两种倾向需要避免，一是封建社会残余的神秘观点，使青年男女对性生活知之甚少，他（她）们对性生活感到害羞、恐惧，整个新婚之夜处于紧张状态中。另一种是受西方性解放思想的影响，婚前就开始了性生活，对性生活极端不负责任。婚前性生活有许多害处，对双方都不利，而且还负有道德法律上的责任。婚前性生活的地点、环境、思想准备都不会充分，容易造成损伤，引起许多后遗症，一旦妊娠需要人工流产，更会给女方带来痛苦甚至导致并发症的发生。我们反对这两种不正确的倾向，提倡正确的婚姻观、家庭观。新婚双方应相互体贴、心情轻松、精神愉快，增加对性生活的乐趣，促进双方身心健康。

（2）初次性生活女方出血不止，正常吗

初次性生活，出现少量的流血且逐渐变少变淡，这是正常的。但是如果初次性生活没有出现出血也是正常的。因为，有些处女的处女膜孔比较大而松弛或比较厚实，这样就不容易在性交时出现破裂而出血。如果初次性交后出血很多，像月经一样的多并且出血不止，这是不正常的，应该立即去妇科就诊，检查原因。出血不止，一般是阴道壁有裂伤而不仅仅是处女膜破裂，有时裂伤的部位血管很丰富或较大，导致出血不止。有些人先天性有凝血功能不正常，比如血友病患者，初次性生活时处女膜破裂的出血可能不能自行止住，而出现出血不止的情况，这种情况在结婚前就应该咨询医师。

5．暗河涌动（揭秘性心理）

与20世纪50～60年代相比，现今我国青少年的性成熟出现了提前的倾向。性成熟的提前带来了性心理的提前出现。社会的性信息大量增加，导致人们的性观念发生很大变化。这些信息频繁刺激少女们的大脑和生殖腺体，提早催开了性生理的芽蕾，也必然会推动性心理的发展。然而，社会生产力的发展、社会生活的日趋复杂又造成了少女社会心理成熟的推迟。她们在社会心理不成熟的情况下，对身体的发育以及由于生理的发育而萌发的性心理，缺乏科学的理解，很容易陷入盲目性。

女性的性心理发展，一般经历以下几个阶段：

①性意识朦胧觉醒，向往与异性的交往。有的女性为了吸引异性的注意，一日三换衣服，处处表现出与众不同。

②梦幻与自慰，想入非非，白日做梦，进一步就是手淫自慰。过去人们认为手淫只存在于男性中，事实上女性也有手淫的现象。

③模仿与尝试，开始性生活的大胆实践。

在女性性心理发展的每个阶段，都呈现出一种非常复杂与矛盾的心境：既关注异性的举止神态，希望得到异性的青睐，而又把这种愿望埋在心底，表现出拘谨与淡漠、矜持与羞怯。她们手淫以自慰，往往是在罪恶与快感的交织中进行的。传统观念认为手淫是不正经的事情，这种观念使她们对自己的行为感到羞耻，但是性的躁动又使她们处在难以抑制的状态。她们需要倾诉而又找不到知音，依赖性较强的女性，此时更需要学校和家庭的关怀与帮助。

性心理自发的发展，可能出现两种不良倾向：第一种是受性本能、性心理的驱使，出于无知和好奇，过早地进行性体验和性尝试。在青春期性萌发的初期发生性关系，它可以出现两种情况，一是受封建贞操观的影响，认为自己已是不贞不洁的人，从此背上沉重悔恨的包袱，抬不起头来，或者破罐子破摔，糟践自己；二是性欲过早的启动，形成性欲的猛烈递增，出现性亢奋，陷入追求性享乐的状态。这是一些女孩子从性体验发展到性罪错所走过的路。性罪错容易形成动力定型，成为顽固的性癖恶习，要改变非常困难。这就是一些少女在逃夜与男流氓鬼混后，她们的父母无论用打、骂、关、求的办法，也难以使她们回头的原因。第二种不良倾向是一些少女视青春期出现的性心理为丑恶，产生强烈的羞耻感和罪恶感，把自己看做下流的人，她们容易形成闭锁心理，导致孤僻、自卑、内向。她们的性心理受到严重的压抑，以至日后无法与异性进行正常的社会交往，进入婚姻生活。

人的性心理的成熟有赖于性生理的成熟，而性生理的成熟并不意味着性心理的成熟。性心理成熟的标志是性行为的发生是以性爱作为基础，灵与肉、性与爱的结合。因此，性心理的成熟与社会心理的成熟有着密切的关系。在我们的社会，人的性行为不仅具有自然性，而且具有社会性和精神性。同什么样的人发生性关系，以及在性行为中的表现，都反映出一个人的社会感、责任感。性心理的成熟需要有一个过程，需要两性间不断地调整适应，尤其是情感的不断升华，才能达到完美的境界。

我国学者对性心理学的研究还处在开始的阶段，人数也比较少。性心理的健康与否，对人们性行为的作用，其重要性还鲜为人们所认识。因此，即使是一些青春期性教育开展得比较好的学校，对中学生也仅限于生理卫生知识的教育，很少涉及性心理问题。但是，性心理的教育对于塑造女性健康的人格，又是不可缺少的。这方面的教育应该在不断创造条件的前提下，逐步开展。当然，这些也是成年家长们需要意识到的问题。

6．房事不宜（不宜性生活的情况）

在很多情况下，一些女孩是不宜行房事的。比方说：子宫全切手术后多久可以同房？患了急性阴道炎是否可以同房？做了人工流产手术后要多久才可以同房？在这里列举了不宜进行性生活的 7 种情况：

① 重病初愈：一般说来，患病期间应杜绝性交。由于疾病的种类繁多，病情轻重不一，最好由本人坦率地向医师征求意见。

② 过度疲劳、酒醉或情绪不好时，不宜过性生活。男子在醉酒后，其精子可发生畸形，如果受孕，会影响胎儿健康。

③ 月经期间：在一般情况下，女性阴道分泌液呈酸性，能形成有效的屏障，以杀死外来细菌。但在月经期阴道分泌液被经血中和为碱性，就成为良好的细菌培养基；来月经时，子宫内膜脱落，子宫内有伤口，子宫口又微开，这时性交容易将细菌带入，引发生殖器官炎症。如果原来就有慢性盆腔炎者，经期性交更会引起急性发作。经期性交也可加重子宫充血，使经血增多、经期延长或经期不适加重。

④ 妊娠头 3 个月及最后 3 个月要禁房事。妊娠初期，胎盘在子宫里尚未稳固，性交容易刺激子宫收缩而导致流产。在妊娠后期，性交容易引起早产、子宫出血或感染。在妊娠的其余月份，其性生活也要节制，动作不应剧烈，不要过分压迫女性腹部。

⑤ 分娩后至子宫复原之前（6～7 周）禁止性生活。否则，会引起生殖器官发炎、子宫出血或妨碍会阴、阴道伤口的愈合和产后健康的恢复。如果产后阴道血性分泌物（恶露）持续时间较长，则节欲时间也要相应延长。

⑥ 在女子放环（或取环）及男子输精管结扎后的两周内要禁止性生活，女子做输卵管结扎后，1 个月内要避免房事。

⑦ 医师认为要避免性生活的其他情况。比如，发作期的阴道炎患者是不宜同房的，否则，同房时的机械摩擦可能导致阴道和外阴炎症与损伤加重；另外，性刺激导致生殖器充血而加重炎症，也会导致局部水肿和充血。

当然，如果你不能确定在某些情况下是否可以同房，可以到医院咨询妇科医师。

五、性——是苦果还是甜果，一个争论不休的话题

1．禁果为何屡禁不止（婚前性行为）

（1）婚前性生活的是是非非

在《圣经》中，亚当和夏娃因为偷吃了禁果，受到了上帝的责罚。所谓的“禁果”就是婚前性行为。婚前性行为是一个较为广泛的概念，就是男女双方在还没有登记结婚的情况下发生的性交行为，往往是男女双方在恋爱期间发生的性爱行为。其特点是双方自愿进行，不存在暴力逼迫；但没有法律保证，不存在夫妻之间应有的义务和责任；容易产生一些纠纷或导致一些严重后果。

在所有的性活动中，婚前性行为在世界各国包括我国在内的变化是最大的。如果说我们的社会发生了性革命，那么其中最主要的指标就是婚前性行为的增加。婚前性行为产生的原因：对婚前性行为持肯定态度的人们认为，婚前性交是有益的。这些人认为：性交无论在生理上还是心理上都是有利于健康的。人的迫切需要不能被拖延至成年期，人从进入青春期到成年期还有大约 10 年的时间。有些人结婚更晚甚至不结婚，很难要求他们保持童贞。目前在美国和法国，保持单身的人群要占到人口的约四分之一，如果要求他们保持童贞是完全不现实的。无论社会对婚前性活动的规范有多么严厉，随

着参加这一实践的人数日益增多，规范将不得不改变，过去被认为违反社会性行为规范的婚前性行为，将逐步为社会规范所接纳，尽管在很多社会中，这种接纳是很不情愿的。

婚前性行为产生的主观因素有以下几种：在恋爱中，双方过于亲昵，无法抑制性的冲动；在恋爱期间，一方恐怕另一方变心，有意造成性关系的事实，以便达到与另一方结婚的目的；青少年出于好奇心和性体验心理；要求结婚，但不符合法定条件，便先同居而后登记。

婚前性行为产生的主要社会原因有：人性的解放、婚姻观念的改变、避孕用品的发展，促使社会对婚前性行为较前宽容多了，青少年男女对于性关系发生的担心和顾虑大大减少；大众文化传播媒介过多地渲染情爱，对青少年的性刺激大为增强；性成熟期提前、性欲望的实现与婚龄到来之间有一个较长的等待期，使性生活提前成为可能；社会的都市化以及家庭在青少年进入社会的过程中的重要性下降了；性价值、性道德教育远远跟不上社会发展的需要，社会对性行为的监督弱化了。

虽然，婚前性行为非常普遍，且有很多因素参与，但婚前性行为毕竟存在着很多负面因素，特别是对于未成年者，其危害性更大。笔者看到，不少婚前性行为导致女性后来不孕、罹患性病，或过早怀孕而引发人工流产等，无疑是对女性健康的无情摧残！因此，婚前性行为必须让位给社会责任和个人的理想与情操。

（2）女孩，请把性留给婚姻（禁欲的必要性）

爱就像鲜花一样，只有呼吸才能感受它淡淡的清香；而性就像硕大的果实，只有成熟之后吃起来才能品味它的甜蜜。谁忍心把花朵嚼碎吞下？谁愿意吃青涩的果子？我想真诚地告诉年轻多梦的女孩，一定要珍守自己的处女地，把爱奉献给爱情，把性留给婚姻。也请真正爱一个女孩的男孩，一定要用爱去呵护心中的她，不要一味强求对性的满足。女孩更应该明白一点，一个真正懂得爱你、对你负责任的男孩，会因为尊重和怜惜你，而把对性的要求放在自己有能力为你负责的时候。毕竟，在所有过早的性行为中，女孩是最大的受害者。因此，女孩都要学会懂得保护自己，不要提前透支了婚姻中的性，毕竟恋爱不等于婚姻。洁身自好不等于封建落后！如果想让未来的婚姻保留一些甜蜜，想让婚姻增加一分感情，请把第一次留给自己那个未来将要照顾你一辈子、相伴一生的老公吧！那样，爱情的小船才会无憾地驶入婚姻的温馨港湾。美丽的女孩们，当你们刚刚踏上人生的旅途，开始独立生活的时候，请你们一定要珍惜那份美好，最美的一定要留给婚姻，因为只有美好的婚姻才能陪伴你们走完生命的旅程。如果你是个聪明的女孩，你就应该明白这些道理，就不会图一时之快而遗憾终生。在妇科门诊那些未婚先孕的女性，和那些曾经做了人流手术现在不孕的女性们的痛苦，就是你们应该清醒认识的残酷的现实。

2. 夏娃的困惑

在维也纳举行的世界艾滋病大会上，国际艾滋病协会发布最新报告说：目前，全球每天新增艾滋病病毒感染者约为 7400 人，而在被感染者中有超过 50%是 14～25 岁的青少年。专家们认为，导致这一现象的深层原因是婚前性行为越来越普遍。有研究发现，当前全世界的艾滋病病毒感染者 70%以上是由性接触感染的。更可怕的是，艾滋病的魔爪已经伸向了校园，伸向了特殊的学生群体。大学生性行为早已是见怪不怪，学生恋爱对象很难固定，甚至同时有多个性伴侣，这些都可能成为感染艾滋病病毒的途径，带来严重的后果。四川省性社会学与性健康研究中心的一项调查数据更是让人触目惊心，在他们抽样调查的初三到高一的几千名学生中，14.2%的男生和 2.2%的女生承认有过性经历，其中一半的人承认经常发生性关系，承认自己与两个以上异性发生性关系的占 36%。

如果说我们的社会发生了性革命，那么其中最主要的指标就是婚前性行为的增加。其实，婚前性行为增加的过程早在 20 世纪初就开始了。例如，金西美国调查的数据表明，在 1900 年以前出生的女人中，只有 8%的人在 20 岁时有过婚前性交；出生于 1910～1919 年的女人在 20 岁时有过婚前性交的比例就已经增加至 23%，是过去的 3 倍。《花花公子》杂志在 20 世纪 70 年代初的一项以已婚女人为对象的调查表明，55 岁以上年龄组中只有 31%有过婚前性交，最年轻的年龄组中有过婚前性交的比例却高达 81%。最极端的数字来自瑞典，男女两性中有过婚前性交的比例均高达 95%。根据最新调查，婚前性行为在上海达到 69%，在广州更高达 86%。面对愈演愈烈的早恋和性开放，就算是人类性生活的始祖——夏娃，恐怕也要困惑不解了。

众所周知，以美国为首的西方社会，从 20 世纪 60 年代开始的“性自由”文化，衍生出了同居文化、无婚文化、离婚文化、不生育文化等。迄今，这样的文化已影响了两三代人的生活。而现在的美国，正在开展“守贞”教育和“健康婚姻运动”，他们的反省与改弦更张，正是付出无数痛苦的代价后的反思。遗憾的是，在两性关系与婚姻家庭领域，国人似乎正在步西方人 20 世纪的后尘。离婚率攀升、婚前婚外性关系增多、大量“少女怀孕”等便是例证。

“少女怀孕”这四个字，承载着多少花季蓓蕾的伤痛和父母家人的难言之苦。怀孕和人工流产，一次次地伤害着稚嫩的子宫。有些少女从初次怀孕到最终结婚要想做母亲的若干年内，可能不止一次地做人流甚至大月份引产，伤痕累累的子宫将难以孕育健康的胎儿，甚至根本不能生育。从计划生育门诊和医院妇产科手术室获得的信息表明，少女人流大多是父母不知情的，人流少女得不到手术后必需的休息和营养，更谈不上心理康复。其结果不仅是生殖健康受损，更将是整个身心健康被毁坏。这样的少女成年后，如何承担家庭与社会责任？能否享有幸福的人生？所以，“少女怀孕”的危机殃及的不仅是今天的家庭与社会，更是明天的夫妻与孩子，甚至会殃及整个民族的未来。

3. 家庭与社会的毒瘤（婚外性生活）

（1）婚外性是文明进步还是堕落

中国有句古语：饱暖思淫欲。在温饱问题基本上解决之后，人们会进一步地去追求肉体和精神上的快乐，于是性的问题变得重要起来。而现在，即使有了两情相悦、有了高等文明，却出现了所谓的审美疲劳。人们逐渐不满足于本身的配偶，而将视线投向了新的目标。婚外性，是相对于“一夫一妻”婚姻制度而言的，是指已婚者在婚姻之外与他人（已婚或未婚）发生的两性关系，通常是与婚外情相伴而生的。“婚外情”和“婚外性”的关系，揭示的是情感的心理和生理双重需求的问题。婚外性行为，从人类性生理、性心理需求和人性的角度是可以理解的。但是，婚外性行为历来受到社会宗教、文化以及社会道德和法律的约束。无论东方还是西方，在对待婚外性行为的约束和惩罚上，几乎没有什么区别。到了近代和现代，随着“人权”概念的出现，许多国家的法律更加人性化，对于双方自愿的婚外性行为的惩罚越来越宽容，即使有法律严格禁止婚外性行为的国家，真正实施的也越来越少。新中国法律取消了“通奸罪”，通奸不再是被惩处的犯罪行为。美国法律倾向于禁止婚外性行为，但最严厉的惩罚也只是罚款。近 20 年来，“婚外性行为”又成为触动中国人敏感神经的词语，并且被一些人贴上了“人性”、“自由”、“权利”等漂亮标签。很多人不再心中有愧，“人言可畏”渐渐失灵，“包二奶”竟成了“炫耀性消费”。人们，尤其是富人，对婚外性关系将持越来越宽容的态度。有研究表明，世界上没有任何一个国家一部法律能够完全有效禁止人们的婚外性行为。许多人类学家和性学家普遍认为，婚外性行为是不可避免的现象，有的甚至认为它与社会形态、民族等无关。这似乎让人觉得很无奈。在大多数社会里，人们对男人婚外性行为的宽容要超过对女性的宽容程度。另一个奇怪的现象是，男人们在强烈反对自己的妻子有婚外性行为的同时，却在千方百计寻找与别的男人的妻子发生婚外情的机会。这除了从动物本性进行分析之外将很难解释。毋庸讳言，一个明显的趋势是，中国的男人和女人们正在大踏步地奋力追赶西方婚外性行为的“时尚”。不过这究竟是文明进步还是堕落？这确实让人困惑。因为科学研究和无情而残酷的事实表明，人类越来越随意的性行为是导致包括艾滋病在内的性传播疾病蔓延，以及许多社会犯罪行为和青少年问题的罪魁祸首。同时，婚外性一旦暴露，将造成家庭和社会的不稳定。从这点看，婚外性不是社会文明的进步而是退步，说它是社会的一个毒瘤一点也不夸张。

（2）如何避免婚外性生活

这是个比较复杂的问题，但是我们也许可以从发生婚外性的一些主要原因中找到答案。从女性角度分析，以下是我们找到的一些主要诱因：婚外性行为可以带来新的、更优越的性伙伴，使她们的性经历多样化。很多女性在婚外性行为中能得到更大的满足，40%的女性在婚外达到的性高潮比婚内多；许多女人是自觉、不自觉地试图通过婚外性接触来获得社会地位。有的女人对婚外性行为本身其实并不感兴趣，只是为了讨好或迁就密友；处于“以牙还牙”的报复心理，有的是因为配偶有婚外性行为，不管这种行为是真实存在还是猜想。而有的则是有婚外情的配偶也给对方一个机会；婚外性行为提供了一个获得感情满足的新的源泉。婚外情的游戏只要不败露，不给双方家庭造成影响，许多人都想延续下去。调查显示，在已经发生婚外性行为的女性中，丈夫全然不知的占 51%；有的女人在获得婚外性行为后，反而由于自责心而对丈夫更加温柔体贴，夫妻生活也更和谐；配偶一方长期两地，或者自己有出差休假的机会而遭遇艳情；在经济上独立的女性，以及工作在男人圈的职业女性更易出轨；少数女性受变态丈夫鼓励而有婚外性行为，如换妻等。

当然，婚外性不仅给家庭和社会带来不良的影响，对女性健康同样也是非常危险的，这点是不言而喻的。很多疾病，如性病、宫颈癌等与多个性伴侣是密切相关的，当然这里说的多个性伴侣包括女方的性伴侣或男方的性伴侣，任何一方或双方存在多个性伴侣均是对女性健康的一个威胁。

4. 夹缝中的贪婪（婚外性之本质）

（1）婚外性——夹缝中的贪婪快乐，伤害更大

婚外性，无论有多么冠冕堂皇的借口，也只是人性贪婪的一种表现。它伤害了要求互相忠贞的婚姻，犹如一颗爱的毒瘤侵入人们心中，令人痛不欲生！很少有婚外情会修成正果，修成正果的婚外情也带有前世的阴影挥之不去。总之，粘上它就如同吸食鸦片，最初兴奋，可是慢慢地会让你痛苦。夹缝中的快乐，带来的将是更大的伤害。

婚外性行为的直接受害者就是参与婚外性行为的双方，而间接受害者是他们的配偶和子女。

① 男性：事业成功的男性，有婚外性行为后容易贪图安乐、不思进取，而万一事情败露，往往是身败名裂，前程尽毁。他们在妻子与情妇之间疲于奔命，身体不适、力不从心。如果第三者不甘心于长期的婚外关系，想来一个喧宾夺主，男方更是骑虎难下，他将面对家庭、社会和情妇三方面的压力，此时婚外性行为的乐趣早已化为烦恼，令其痛不欲生，无论是狠心丢下妻子与子女，还是舍弃情妇，内疚感将伴随着他，永不消失。

② 未婚女性：女性如果未婚就成为第三者，起初往往她们可以不求名分、甘心暗中相爱、与人分享同一男人。但日子久了，她们就会发生态度转变，感到长期偷偷摸摸令人难以忍受。女人有个天性就是喜欢孩子，第三者很难有自己的孩子，这也会让她们向往不已。而第三者的家庭与社会压力则更大，风言风语在所难免。即使是在一些相对开放的社会里。女人一旦被冠以放荡或者淫乱的声名，就很有可能无法出嫁，而未婚第三者的最可

怜的结局是错过了结婚的最佳时机，当她们最后认识到这样下去永无结果，想终止婚外性行为去建立自己的家庭时，已是“暮去朝来颜色故”，老大难做他人妇；降低标准嫁一个且自己不爱的人，自然不甘心，但此时已无可奈何，只有惋惜。

③ 已婚妇女：已婚妇女卷入婚外性行为后，其结局往往更加悲惨。中国社会毕竟是一个传统的以男人为中心的男权社会，因此对女人生活作风的标准较高。男人有婚外性行为被妻子发现后，妻子多数将责任推诿于婚外的女人，认为丈夫受其勾引，只要丈夫回心转意，夫妻仍可和好如初。而丈夫如知道妻子有婚外情，则认为覆水难收，破镜难圆。他们无法忍受戴“绿帽子”的社会压力，往往以离婚为结局；而子女对这样的母亲也难以同情和接受，此时拉她下水的情人早已逃之夭夭，回到妻子的怀抱里，经过一番刻骨铭心的检讨和痛改前非的保证之后，重温旧梦。而此时的她只有在孤独、内疚中煎熬。

④ 配偶：有婚外性行为者的配偶自然也是受害者：首先，造成了家庭生活不和谐；其次，是家庭有破裂的危险。应该说更多的受害者是女性。在男人“身不由己”的各种客观理由下，有的女人叹口气接受，有的女人反复权衡、犹豫不定，而有的女人则选择大声地宣布誓不两立。为了这个家，为了孩子，更为了留住曾经深爱过，并且携手宣誓的这个男人，女人们将自己所能容忍的底线一降再降。而她们的丈夫在功成名就或经济能够独立之后已不再需要她们，而此时她们已人到中年，无论相貌还是身体都不能与年轻时相比，丈夫往往首先提出离婚，导致家庭破裂。即使可以分到一些财产，等待她们的往往是孤独凄惨的后半生。

⑤ 子女：面临父母的矛盾或离异，受伤最重的还是子女。因为没有和谐亲密的家庭气氛，缺乏应有的父爱和母爱，容易形成某些性格缺陷。而父母婚姻破裂后，无论是今后的单亲家庭，还是重组家庭，对孩子的童年生活均会造成不良影响。婚姻中的背叛是对子女的犯罪，也是许多社会犯罪行为和青少年问题的罪魁祸首。这些都值得在婚外流连的人们警醒。

毫无疑问，婚外性行为是一种错误的生活方式，它于人于己弊多无利，且违反国家法律和社会伦理道德规范。人们应该对此提高认识，加强警惕。

（2）婚外性——诱发性病的源泉

在现实生活中，某些男人或女人为了寻找性刺激，也不惜以身体健康为代价，冒险寻求婚外性行为。殊不知，婚外性除导致家庭不和、夫妻分离外，更是诱发性病的源泉。众所周知，愈演愈烈的性病来势凶猛、广为传播，它们首先攻击的就是那些频繁更换性伴侣的“性”情中人。天津市传染病医院性病诊疗中心对因存在非婚性行为而前来就医的患者进行的调查显示，66.8%的人存在婚外性行为，性行为中使用安全套的比例不到10%，非婚性行为成为感染性传播疾病的主要原因。

据性传播疾病（STD）疫情报道，性病在我国正迅速蔓延，目前已跃居第二大常见传染病。患者多为青壮年，病种以淋病、非淋菌性尿道炎、尖锐湿疣、梅毒为主，尤其是近年来艾滋病发病急剧上升，生殖器疱疹成倍增加。这种对性病的担忧是很现实的。近年来，性传播疾病已成为引起女性发病和死亡的第二大原因，仅次于产科疾病，每年约有800万例孕妇因感染性传播疾病和性卫生不良而罹患严重并发症，有些疾病甚至导致致命性后果。肿瘤研究表明，单纯疱疹病毒（HSV-2）、人类乳头瘤病毒（HPV）的感染与宫颈癌的发生密切相关。值得一提的是，婚外性给女性埋下了宫颈癌的高危因素。

在目前这个社会现实中，不顾后果的性行为已经没有任何借口可以原谅了。性传播疾病不仅给患者造成了不同程度的身体损伤，还带来了精神上的痛苦，甚至严重影响到下一代的健康与生存；同时，还给配偶、家庭带来不幸，给社会和国家造成严重损失。无论是婚外情还是婚外性，都不值得去冒这个险，代价太大了！

曾经发生过一个案例：一个男人控诉妻子在外面行为不检，让他感染了性病。事实却是，这个女人始终忠于自己的婚姻，反倒是做丈夫的在外面处处留情、夜夜荒唐。当男人出轨时，他就将自己与妻子的健康暴露在可能患各种疾病的危险中。有成千上万名无辜、坚守婚姻的女人，就因为出轨的丈夫而感染上性病。男人，当你在进行婚外性行为时，你不只是在危害自身的健康，更可能将危险带给了无辜的第三者，危及她的健康与生活——那个爱你又信任你的妻子！

5．爱的最高境界不是性（女人，请远离婚外性）

或许有些人会说，性是爱的最高境界，可是你忘了除了性，爱还有其他更重要的范畴。爱过的人都能体会到，感情来时，就像决堤的洪水般难以抵挡，在这份刻骨铭心的奔涌之间，牵挂、心疼、思念、包容往往比性来得更真实，生死关头一个爱你的人宁愿用他的生命换取你的生命时，绝对与性没有丝毫关系，是心底的真爱催生了这种情不自禁。

婚前，我们习惯了让爱做主，在纷扬的玫瑰花雨中纵情相拥；婚后，我们仍然保留着喜欢别人的权利，但这并不表示可以打着爱的旗号为所欲为，让狂热的激情将理智与责任彻底淹没。当你的情欲在蠢蠢欲动，甚至一触即发时，请找出结婚戒指戴在手上，让它时刻提醒自己，别忘了牵手走进结婚礼堂时，道德为你在无形中戴了道紧箍咒，如果你婚外情有理，婚外性止步！情不自禁，请在道德允许的界限内进行。婚外性，绝对在道德禁止的范畴内。

虽然无法杜绝婚外性行为，但是作为婚姻中的一员，应该竭力避免这种行为的发生，因为婚外性行为毕竟不是一个健康婚姻和家庭应该出现的。它不仅会导致夫妻感情的裂痕甚至家庭的解体，而且会给孩子成长、社会秩序造成危害。来自法院的离婚案件中，虽然离婚原因呈现多元趋势，但因婚外情导致的夫妻感情破裂仍占相当大的比例。抛开道德层面，单从生理构造和情感感受来看，一旦涉及婚外性，女性往往是受伤最深的人，尤其是未婚女孩和已婚男人之间的婚外性，多半是一场血本无归的赌注。女人，若想多爱自己一点，就请离婚外性远一些，再远一些！

❋ 六、在物与欲的横流里保护你的真善美

1. 避孕高手

安全、合理地避孕，可以使妇女更好地掌握自己的生活，这是现代女性普遍接受的观念。可是有谁知道，由于时代的局限和观念的落后，避孕的发明者——玛格丽特·桑格却为此遭到了辱骂并被捕入狱，还在囚犯工厂服了一个月的苦役；而即算是标榜自由民主的美国，也直到 20 世纪 30 年代中期才确认了避孕节育的合法化。又有多少人知道，对别人适合的避孕方式对你可能不合适，而你在 20 岁时采用的避孕方式可能在你 40 岁的时候变得对你不合适。

没有一种避孕方法是完美的——从不失败，既使用方便又无副作用，还完全不影响健康。在中国这样一个节育大国，对于计划生育和节育，政府给予了多种方式的开发和指导。对各种避孕方法相比较，有的以安全见长，有的以使用简便见长，有的以价格便宜见长。那么，你将如何选择，才能成为避孕高手，最大限度地保护自己呢？

首先有两个原则是必须要明确的：其一，如果不希望怀孕，那么每次性生活时都要采取避孕措施；其二，如果你或你的性伴侣有多个性伴侣，那么你必须在避孕的同时预防性传播疾病。遵循以上两个原则，我们来谈一谈具体在避孕中可能会碰到的一些问题。

（1）体外排精能避孕吗

体外排精是最自然的避孕方法，但它一点也不保险。就算是只漏了一滴精液，也是很可能怀孕的，因为第一滴精液中精子含量特别高，而且活力最强，导致妊娠的风险非常高。精子能主动上游，排在体外的精子也有可能导致妊娠，所以有的女性会由于留在大腿上的精子导致妊娠。有的女孩来人流门诊手术，可是经妇科检查时发现她还是处女，就是由于其男友流在她的外阴部或者大腿内侧的精液而受孕的。而且，在激情的状态下，有时候阴茎根本无法迅速撤出阴道，做到完全的体外排精。不过，虽然体外排精不保险，如果你在同房的过程中突然意识到要避孕，那么体外排精还是比什么避孕措施都不采取要好。

（2）哺乳期也需要避孕吗

是的，哺乳期一样需要避孕，或者说更加需要做好安全的避孕措施。哺乳在大多数情况下可以延迟月经复潮，推迟分娩后排卵的恢复，但不是绝对的。如果哺乳期间月经来了，也就显示排卵恢复了，如果不采取避孕措施就有可能受孕，所以来过月经就必须立刻开始避孕。但还有些妇女在月经复潮之前就已经重新开始排卵，她们很有可能在子宫还没有恢复的情况下再次受孕。如果前面是平产，继续妊娠的话，两个孩子的年龄会仅仅相差 1 岁左右；终止妊娠的话，由于刚刚生育过的子宫还很大很软，这个时候实施人工流产手术，非常容易造成子宫穿孔或者因子宫收缩不良导致大出血等，况且产褥期女性身体抵抗力差，也非常容易发生感染。而如果前面是剖宫产，情况就更糟糕了：由于子宫上有瘢痕，在 2～3 年内是不能再怀孕的，所以必须要终止妊娠。中国的剖宫产率较高，我们经常看到剖宫产不到半年的女性就去做人流手术，这是非常危险的，对身体的伤害也不容忽视。

（3）宫内节育器适合所有人吗

使用宫内节育器，也就是我们通俗所说的“上环”。总体来说，宫内节育器的避孕有效率在98%～99%，是最可靠的避孕方法之一。大部分避孕器失败发生在放置的第一年，使用7年以上者失败率在1%。

但是宫内节育器并非适合所有的人。尚有生育要求的最好不用，因为节育环可能增加输卵管炎症的发生；有多个性伴侣或其配偶有多个性伴侣的，应当使用屏障避孕法如安全套等，因为宫内节育器对艾滋病和其他性病没有防护作用；曾患有盆腔炎症，比如曾经得过急性盆腔炎或宫外孕的人就不宜上环；不明原因的出血或者阴道有感染的，必须治愈后再放置宫内节育器；患有白血病、风湿性心脏病，以及对铜过敏的人都不适合上环。没有生育过的女性，放置宫内节育器会比较困难，甚至无法置入。

（4）事后避孕用什么方法最好

事后避孕是迫不得已的补救措施，它当然没有事前先就做好防护措施来得安全和有效，但也是可以成功的。事后避孕药对于72小时内的无防护性行为均有效，只要正确使用，其成功率依然可以达到98%。米非司酮和左炔诺孕酮都是很好的紧急避孕药，非常有效，而且副作用较小。还有一种方法是在无防护的性行为3天内放置宫内节育器，也是非常有效的。美国的一项调查表明，自1976年以来，大约8.4万个含铜的宫内节育器因紧急避孕而放置，仅有8例妊娠，失败率不到万分之一。

（5）安全期避孕安全吗

安全期避孕是一种不可靠的避孕方法，只有在因为个人健康原因或宗教信仰无法采取其他方法避孕的情况下，你才可以使用它。因为怀孕不仅取决于女方的排卵情况，还取决于男方精子的寿命。据我们所知，精子可以在女性体内存活5～7天，在排卵期前或排卵期同房比排卵期后同房更容易受孕，而且女方的排卵时间也可能因为情绪波动、生活节奏改变、饮食变化等随时出现变动的。要做到可靠的安全期避孕，必须把周期推算法、基础体温测定法和宫颈黏液测定法综合运用才行。实际上安全期避孕是有违人类自然性冲动的，因为大多数女性在排卵前后性欲更强，这是机体确保物种繁衍的本能反应。

2. 远离性传播疾病

性传播疾病（STD），也就是我们通常所说的性病。感染上性病一定会出现症状吗？不一定。你和你的性伴侣都可能在不知情的情况下感染这些疾病，然后在不知情的情况下传播这些疾病。性传播疾病不是在随着现代医学的发展而逐渐消亡吗？没有。性传播疾病简直就像感冒那样普遍，在全世界范围内，每年有3.4亿人患上可以治愈的性传播疾病，而不可治愈的性传播疾病，比如艾滋病，全球每年新发500万例。在中国，性传播疾病也正在以接近线性上升的速度蔓延着。

性传播疾病都有哪些呢？除了大家都知道的淋病、梅毒和艾滋病之外，还有滴虫病、生殖器疱疹、衣原体感染、支原体感染、生殖器疣等。传播最广泛的性病是衣原体感染、淋病、梅毒、生殖器疱疹、艾滋病和乙型病毒性肝炎。这里面有些疾病，尤其是淋病和梅毒，是由细菌感染引起的，使用有针对性的药物完全可以治愈。其他的是病毒感染所导致，虽然有时候处于静止状态，不引起任何症状，但因为目前医学尚无法将病毒完全清除，所以一旦感染将会伴随终生，这些病毒包括人类免疫缺陷病毒、人乳头状瘤样病毒和单纯疱疹病毒。

性传播疾病有哪些危害？引起性传播疾病的细菌会引起盆腔炎，影响到子宫、输卵管和卵巢，盆腔炎会形成瘢痕，瘢痕组织可能堵塞输卵管的入口，或者导致输卵管形状扭曲，以至于阻碍卵子进入输卵管。盆腔炎还会引起下腹痛、腹部压痛和阴道分泌物恶臭。引起性传播疾病的病毒则与宫颈癌的发生、人体免疫系统缺失等密切相关。

性传播疾病一定得通过性传播吗？在绝大多数情况下是这样的。但是滴虫、衣原体可能因为污染的湖水或未经处理的游泳池或者浴盆泡澡传播，极少数感染病例还可能是与他人合用面巾或湿毛巾导致的。不过干燥的床单是不会沾染滴虫或衣原体的，普通的接触比如握手和谈话也是不会传染的。像单纯疱疹、尖锐湿疣这些病毒引起的疾病，也可能由于用手触摸生殖器部位而传播。通过胎盘，病毒可能由母亲垂直传播给胎儿。

怎样治疗性传播疾病？首先，是病因治疗，即针对引起疾病的病原体进行，或是抗菌或是抗病毒，根据病毒或细菌的繁殖周期，进行足量足疗程的治疗。其次，要同时治疗性伴侣，由于很难发现到底是从谁那里获得感染的，所以另一方也往往会被感染，也应该治疗。如果另一方不给予及时有效的治疗，再次性交时则可能再度感染，并且出现耐药的情况。

怎样才能避免性传播疾病？最好的安全技巧是使用安全套。但是请记住，安全套只能保护被它覆盖的地方。如果阴囊被感染了，那么接触它也是可能被感染的，安全套就不起作用了。如果生殖器部位有破损，那么就不要进行性生活了，即使是戴安全套也不行，因为病毒可以通过汗液或者阴道分泌物传播到安全套遮蔽不住的地方。杀精剂可以制约病毒的传播，使用含有壬苯醇醚的杀精泡沫或凝胶加上安全套，可以起到较好的保护作用。拥有多个性伴侣的人更容易感染性病，所以更应该谨慎地保护自己。

女性是否比男性更容易感染性传播疾病呢？是的。统计数字表明，男性与女性感染者进行一次无防护性行为，其感染概率是 20%；而女性与男性感染者进行一次无防护性行为，其感染概率是 40%。而且，感染过生殖器疱疹的女性即使没有活动性病变，对用过的阴道栓剂经培养仍然可以检出少数病毒。这说明病毒对阴道黏膜有较好的亲和力。

3．女人必修课（避孕和节育）

（1）避孕方法知多少

除了男性用的避孕套及男性节育或绝育手术外，女性用的避孕方法较多，常用的有避孕药物、节育环、输卵管绝育术或阻塞、阴道隔膜、阴道避孕环，其他还有安全期和哺乳期避孕等。下面就一一介绍这些避孕方法。

① 女性避孕药的种类很多，有短效避孕药、长效避孕药、探亲避孕药、皮下埋植避孕药、外用避孕药等。其中，应用最多的是短效避孕药，如能正确服用，避孕效果几乎达100%。

长效避孕药：每月只使用1次，有的可2～3个月使用1次，可以减少天天服药的麻烦，避孕效果略逊于短效避孕药。

皮下埋植避孕药：经一次埋植，可避孕5年左右。由于该药在国内尚未生产，目前靠进口，故还不能广泛使用。

探亲避孕药：为速效避孕药，主要适用于探亲夫妇，也适用于新婚夫妇。

外用避孕药：主要作用是杀死精子。其中，以避孕药膜效果最好，避孕药膏效果较差。

② 节育环，是目前应用最广泛的一种长效避孕工具。常用的为不锈钢圆形环，这种节育环一次放入可以避孕20年左右，其缺点是脱落率和带环怀孕率较高。带铜节育环的避孕效果较好，脱落率和带环怀孕率均较低，目前已在各地推广使用。

③ 阴道避孕环，使用方法简便，避孕效果也不错，有些地区已在推广使用。

④ 阴道隔膜，使用时比较麻烦，如不能正确掌握放置技术，容易导致失败，所以不能广泛使用。

⑤ 输卵管绝育术，为一种永久性避孕措施，一次手术可以终身避孕，特别适用于不再生育或因病不能生育的妇女。

⑥ 安全期和哺乳期避孕方法，不易正确掌握，容易导致失败，所以不宜推广使用。

（2）哪种避孕方法最好？避孕时该注意什么

根据对女性各种情况的综合分析，选择最好、最适合的避孕方法是非常现实的问题。

① 如果你是没有结婚的女性且性伴侣还不稳定，建议你采用男性避孕套，这样不仅可以避孕，而且可以避免一些性病的传播。

② 结婚后暂时不希望要孩子的女性，可采用男性避孕套，也可采用短效避孕药。但不主张采用节育环和长效避孕药，更不主张采用紧急避孕药，以免对生殖系统造成影响，而影响生育和胎儿的健康。在此需要指出的是，有些女性经常采用紧急避孕药来作为日常的避孕手段，这种做法是非常错误的。所谓紧急避孕药是指在没有预料的情况下发生性交活动而采取的避孕方法，一般紧急避孕药都含有大剂量的激素，对女性的生殖内分泌系统干扰很大，不仅可导致月经不调和激素所致的肿瘤性疾病，还会因为频繁使用紧急避孕药而导致避孕失败。

③ 结婚后 1～2 年内不计划怀孕的女性，除了可采用男性避孕套和短效避孕药外，还可以使用长效避孕药。但是使用长效避孕药的女性，在准备停止该种避孕药时，必须知道要在停药后的三个月内需要使用短效避孕药避孕，作为停用长效避孕药的过渡，这点很多女性都不知道。她们在不希望服用长效避孕药时就立即停用了，也没有用短效避孕药过渡，结果很多人停药后出现月经紊乱的情况。同样，我们不建议采用节育环避孕，节育环会导致宫腔内炎症，可能会影响日后的生育。

④ 对刚刚生了小孩的哺乳妇女，建议采用男性避孕套避孕，或者在平产后三个月（如果是剖宫产则是半年后）后上环避孕。不建议使用避孕药，因为这些药物可能对婴儿有影响。

⑤ 对已经生育、且在 2 年内不再计划生育的妇女，建议采用上环避孕。

总之，对这些方法的选择不是一成不变的，需要根据具体情况而定。男性避孕套应该是副作用最小且可以避免性传播疾病的方法，应该鼓励使用。反之，避孕药会有一些副作用，需要谨慎使用。目前一些新型的避孕药副作用越来越轻微，值得女性朋友关注。对这些新的进展和知识，可以到规模较大的医院进行咨询。

（3）绝育方法有哪些，哪种方法好

目前，绝育方法主要有女性输卵管结扎手术和男性输精管结扎手术。当然，女性输卵管结扎手术，有传统的开腹小切口手术结扎和目前的腹腔镜手术结扎。对于有经济条件者，我们建议采用腹腔镜下输卵管结扎手术，因为这样的手术更加安全，而且对身体造成的创伤更小。

（4）避孕和绝育的最新研究成果

目前，医学在飞速发展，在避孕和绝育领域也有很多新技术、新产品，这些科研成果给很多女性带来了福音。

以前，有女性朋友反映上环后，出现月经过多、经期延长的现象，现在这个问题基本上解决了。我国已经引进了美国的“曼月乐”节育环，这种环上含有孕激素，可以减少月经量、缩短经期，同时还可以缓解痛经等，是个很好的避孕环，只是价格稍高，一个环在 1400 元左右。

有病友问：“我已经有 2 个孩子了，不计划再生育了，本来想结扎，但是想到结扎的手术会在肚子上留下瘢痕，我对此很担心，所以一直没有做结扎。请问现在有更加先进和不会留下瘢痕的绝育方法吗？”当然有！不过目前在中国尚没有！2002 年在美国上市的有一种叫 Essure（音译：亦舒阿）的输卵管绝育栓，和以往的输卵管绝育不同的是，Essure 不是通过腹壁切口手术放入腹腔的，它是通过宫腔镜手术放入到输卵管的。大家知道，宫腔镜是从女性天然的生育通道进入子宫腔的，所以不会留下任何手术瘢痕。目前，这种绝育方法在欧美正处在推广阶段，估计在 2 年内中国内地的女性也

将有机会使用 Essure。另外一种，同样是美国一家公司发明和生产的、和 Essure 类似的输卵管绝育栓叫 Adiana （音译：阿迪安娜），是 2009 年 11 月在美国上市的。这些产品在中国内地尚没有引进，不过，我国也在自主开发用宫腔镜技术放置输卵管绝育栓，希望国产的输卵管绝育栓早日上市，以造福广大的妇女。

4．不适之喜（意外怀孕）

（1）当“意外怀孕”降临时

“意外怀孕”是指那些非计划内的怀孕，是不希望来临的妊娠，是预料之外的怀孕。由于这个怀孕的非预料性，给很多女性带来不少烦恼。那么，当“意外怀孕”降临时你该怎么办呢？

第一种情况是，多数意外妊娠由于客观和主观的多种原因，不能继续下去。这些情况包括下列原因所致的怀孕：未婚女性还没有固定的男友；已婚女性婚外性生活；已经有了子女并不再希望生育；经济或社会原因暂时不能生育等。对于这些情况下的怀孕，我们认为不管其原因如何，都应该去正规医院就诊和治疗。对于早期发现的妊娠，终止的方法主要是人工流产和药物流产等，一般不需要住院。但是如果发现怀孕时，胎儿已经大于 3 个月或大于 77 天，住院治疗终止妊娠较为安全。需要强调的是，目前由于药物流产的成功率远远低于人工流产，并且药流可能会影响女性内分泌轴导致排卵障碍，故不建议盲目地进行药物流产。而且，药物流产有大出血的可能，因此需要患者到正规的医院和有条件的诊所进行药物流产。药物流产前一定要进行 B 超检查，以排除宫外孕的可能。

目前，药物流产的常用药物是“米非司酮联合米索前列醇”。药物流产适合小于 40 岁的健康女性，停经天数小于 49 天，B 超提示孕囊平均直径不大于2.5 厘米，还要没有高血压、哮喘、脑血管意外、青光眼等病史。一般程序有：先使用米非司酮片，每天上午 10 点用冷开水口服，下午 4 点冷开水口服，共 2 天。注意口服药物的前后 2 小时不能吃任何东西，可以喝水温低于 30℃的水。所以，建议患者早上 7～8 点吃早餐，中午 12 点吃中餐，晚上 6～7 点吃晚餐。第三天早上 8 点空腹用冷开水口服米索前列醇，然后观察下腹痛和阴道流血情况，若阴道排出组织物，应该放在水盆中漂浮着，看是否有绒毛，以确定是否排出孕囊。若排出了孕囊且阴道流血不多，可以回去观察，同时服用一些帮助子宫收缩和消炎的药物。如果流产完全，阴道流血会在 2 周内干净，不会出现明显的下腹疼痛。如果流产 2 周后仍然有阴道流血，不论多少，都应该立刻到医院进行 B 超检查，检查是否有小的不全流产，必要时进行普通的清宫或到大医院用宫腔镜清宫。如果服用米索前列醇 3～4 个小时后仍没有排出孕囊，可以在直肠内上米索前列醇，再观察 4 小时。若还没有排出，建议清宫，或开些流产后的药物再观察 3 天，若还不行再予清宫。在这里，我们再次提请大家注意：药物流产前一定要通过 B 超检查以确定是宫内妊娠，一定要排除宫外孕的可能。按照国家法规，药物流产是需要在有条件清宫的医院进行的。在选择和决定采用药流的时候，一定要考虑到治疗过程中有发生大出血的可能。另外，对特殊部位的妊娠，如子宫剖宫产切口妊娠、宫颈妊娠、宫角妊娠等，都不建议在小医院进行药物流产。

第二种情况是，暂时没有孩子，本来也暂时没有计划怀孕，在不知道已经怀孕的情况下，口服了某些药物和接受了 X 线等对胎儿有害的检查等，不知道这个孩子能不能要，这种情况在现在的产科门诊是很常见的。遇到这种情况时，患者本人需要到产科专家和遗传优生专家门诊进行优生方面的咨询与检查。就诊时需要带来口服药物的说明书、接受 X 线检查报告单等，以利医师做出正确判断。

（2）如何避免意外怀孕

避免意外怀孕是非常重要的，关键是要做好避孕工作，不要存在侥幸心理，一旦发现避孕方式有失败可能，应及时到医院就诊。不过有一些常识是可以帮助这些女性的，比如，发现避孕套破裂了，要及时口服紧急避孕药弥补。需要强调的是，口服了紧急避孕药后，不能再次发生无避孕措施的性生活，因为这时紧急避孕药可能不能够预防这种情况导致的妊娠。

5．优胜劣汰的自然规律（自然流产）

妊娠期的“月经”，可能是流产

小娜结婚半年后终于迎来了好消息：怀孕2个月了。家人都非常高兴，可昨天小娜突然来了“月经”，难道是“漏胎”？小娜在妈妈的陪同下来到医院妇科。妇科医师给小娜检查了尿的妊娠试验是阳性的，提示已怀孕。但是，在妇科检查中却发现阴道内有血，并且血是从子宫腔内流出的；而B超检查发现小娜子宫内的胎儿发育还基本正常，并且有心跳现象。医师诊断为“先兆流产”。小娜不解地问：“医师，为什么怀孕了还来月经呢？”妇科医师赶紧纠正了小娜的说法：“不是所有的阴道流血都是来了月经，你这种情况应该是先兆流产引起的阴道流血，好在现在流血不多，胎儿发育还基本正常，只是流产的先兆，通过保胎可能会保下来。”但是，保胎并不一定能够保下所有的胎儿，如果胎儿本身有缺陷，则不可能保下来。为什么会发生流产呢？流产的原因，主要有胎儿本身的原因和母亲的原因。而占流产原因60%以上的是胎儿的染色体异常，好在这些染色体异常的胎儿，一般会通过流产而排出子宫，从而通过自然淘汰的法则保持了人类的优胜劣汰机制。现在大家知道了，怀孕后出现阴道流血不能说是来了月经，而且一旦出现阴道流血，就要考虑到流产的可能。当然，并不是所有怀孕时出现的阴道流血都是流产导致的，另一个很常见的原因就是宫外孕，还有宫颈癌等病也可以导致怀孕期间阴道流血。

6．魂断他乡（宫外孕）

（1）怀孕了又流血，小心宫外孕

小丽结婚 3 年了都没有怀孕，近来终于有喜了，小丽夫妇非常高兴。自从月经过了 10 天时自己化验了尿的妊娠试验是阳性以后，她一直在家中休息，热切地等待她期待已久的宝宝的降临。但是，自从她化验是怀孕了的第二天开始，小丽发现自己的内裤一直有很少的血迹，她没有在意，有个医师建议她去做个 B 超，但是小丽听说做 B 超对胎儿有影响，就一直没敢做。一天早晨小丽突然感到下腹疼痛难忍，躺在床上也没有任何好一点的迹象。家人送她到医院，妇科医师要对她进行妇科阴道检查和 B 超检查，家人和小丽均不同意。因为她们担心阴道检查和 B 超检查可能会对这个珍贵的胎儿有影响。无奈之下，妇科医师告诉小丽，她有可能得了宫外孕，如果是宫外孕，这个胎儿是不可能活着生下来的，而且如果治疗不及时大人也可能出现生命危险。在这种情况下，小丽勉强答应了医师的要求，但是她坚决不同意做妇科检查。于是，妇科医师给她开了妇科 B 超检查，B 超的结果让小丽和家人的美好愿望一下子变成了泡影。原来，B 超显示在子宫内没有看到胎儿，但却在子宫外的左边输卵管部位发现了胎儿的迹象，提示是“宫外孕”。医师很快劝说小丽接受了妇科检查，结果也支持是宫外孕。医师建议小丽立即住院手术，否则可能出现大出血而死亡的危险。但是小丽却不认为有什么危险，她说她的阴道流血很少，说是医师在吓唬她。医师只好耐心地解释：宫外孕的大出血不是阴道流血，而是盆腔内的出血，患者是看不到的。一旦发生盆腔内大出血，不仅给抢救带来困难，同时也增加了大量输血而感染疾病的风险。为什么非要等到大出血的时候才重视这个宫外孕呢？如果在诊断后立即手术不是更好吗？经过医师的细致解释，小丽和家人终于同意住院做了手术，最终康复出院了。

那么，什么是宫外孕？它又是怎样发生的呢？其实，在正常情况下，精子与卵子是在输卵管内“相会”形成受精卵之后，再通过输卵管平滑肌的蠕动及纤毛的摆动，辗转来到子宫内“安家落户”，逐渐发育成胎儿的。这一路千山万水走来，如果在中途受到某种因素的干扰，受精卵就会在输卵管或卵巢、腹腔、子宫角甚至子宫颈等处“定居”，形成“宫外孕”。由于在不适当的部位着床，胚胎发育没有适合的土壤，很容易流产，胚胎绒毛的侵袭也很容易导致着床部位的出血，甚至破裂，一旦处理不及时，则可能危及生命。

引起宫外孕最常见的原因是慢性输卵管炎。炎症使输卵管变形，狭窄，蠕动力差，甚至阻塞，输卵管发育不良也会造成受精卵运行缓慢，无法及时到达子宫而种植在输卵管内。要知道，受精卵“落户”输卵管是非常危险的，因为子宫腔以外的地方没有供胎儿正常发育的生长环境，输卵管壁又薄，管腔狭小，受精卵在里面生长很容易引起大出血，甚至引起患者休克。因此，早期发现宫外孕，及时手术终止妊娠非常重要。绝大多数“宫外孕”在早期没有明显症状，仅仅表现为腹部隐隐作痛，病情严重后才会突然感到腹部剧痛，同时可能感到恶心、呕吐，或者大便坠胀、头昏眼花，伴有阴道少量流血，严重时会突然晕厥。因此育龄妇女凡是停经 6～8 周后发现阴道不规则出血，同时伴有腹痛，就要考虑宫外孕的可能，应尽快送往医院诊治。依据病情的急重程度不同和有无生育要求，宫外孕有多种治疗方法。一般手术切除发生宫外孕的地方，但往往一侧输卵管发生宫外孕后，另一侧发生宫外孕的概率也会提高。如果决定不再生育，可以实施两侧结扎手术；倘若尚未生育，可选择不切除输卵管和卵巢术式，但在疾病突然发作时，应立即实施急症手术。早期发现的宫外孕可以在 B 超引导下向输卵管内的孕囊注射药液或通过腹腔镜做手术，这对身体的伤害相对较轻。

怎样防止宫外孕的发生呢？最重要的是注意经期、产期和产褥期的卫生，防止生殖系统感染最重要。在现实生活中，广大女性提高对宫外孕的认识是及时诊断的关键，很多女性往往没有把异常的“月经”和宫外孕联系到一起，也就是说，很多女性把宫外孕引起的不正常的阴道流血误认为是月经不调。这是非常危险的，往往会耽误了对宫外孕的诊断，导致等到宫外孕破裂大出血时才被发现。

（2）来了“月经”，医师却要求做“怀孕试验”

在妇科门诊，只要是你“月经”不正常，一般妇科医师会要求你做个尿的“妊娠试验”。为什么呢？这是出于两个方面的考虑：一是很多流产和宫外孕的症状比较隐蔽，如果不通过尿的“妊娠试验”检查，则可能被漏诊或误诊为月经异常，这样的例子很多；二是有些和妊娠相关的疾病，如绒癌、葡萄胎、特殊类型的卵巢肿瘤等可能会出现尿“妊娠试验”阳性结果，所以这些结果的化验可以帮助医师诊断。所以，下次遇到这种情况时，即使你是60岁的女性也不要怀疑尿“妊娠试验”的必要性和重要性。

（3）上环或做了输卵管结扎术后还会怀孕吗

小霞已经有了一个孩子，并且上环4年了，这次超过了10天还没有来月经。她本来也没有在意，但是昨天她出现了一些怀孕现象：早晨起来想呕吐，就像原先怀孕时的感觉一样。小霞来到妇科，经过化验和B超检查发现自己已经怀孕了，并且是带环怀孕。小霞不解：为什么上环了还会怀孕呢？妇科医师为小霞解答了其中的原因：原来所有的避孕手段均有一定的有效率和失败率，上环避孕也是一样有一定失败率的。只是带环怀孕的概率并不高，所以我们在日常生活中并不常听说这样的事情。懂得这点对育龄的女性是非常重要的，也就是说，即使你上环避孕了，如果出现了推后10天没有来月经，就要考虑怀孕的可能，以免到了怀孕5～6个月后才发现自己怀孕，那时如果不想要孩子，比怀孕2个月内要麻烦很多，同时引产对身体的伤害也大很多。

这时，小霞及时、果断地做了人工流产手术并取了环。因为做人工流产时一般是需要取环的，以方便手术操作。小霞把自己的经过告诉了她的同事小陈，小陈听后告诉小霞：她的嫂子做了输卵管结扎手术 5 年了，前不久出现了月经推后和阴道流血，开始没有在意，口服了不少调经止血的药和消炎药都没有作用，来到妇科门诊做尿妊娠试验，证实她怀孕了。B 超发现是先兆流产，幸亏发现及时，在门诊做了人流手术。医师说可能是被结扎的输卵管有一条由于自身修复作用复通了。现在她的嫂子再次上了避孕环。大家可不要忘记：上环或做了女性结扎手术后，仍然有可能怀孕！

实际上，小霞和她同事的嫂子还算幸运的。妇科专家说，对于上了避孕环或结扎了输卵管的女性而言，如果怀孕了，患宫外孕的概率很高。因为环可以避免子宫内的怀孕，却不能阻止输卵管内怀孕；而输卵管结扎后复通的部位一般都不是很通畅，这种情况患宫外孕的可能性很大。所以要提醒育龄女性：上环避孕或结扎输卵管后，如果出现怀孕迹象，应及时到妇科接受检查，以免宫外孕导致大出血而危及生命。

❊ 七、做个美丽健康的职场“白骨精”

1．月经来了——今天我最大

细心的丈夫都有这样的体验：再勤快温柔的妻子，每个月也总有那么几天不对劲，不仅脾气大容易发怒，还懒洋洋地不愿做事，好像变了一个人似的。丈夫们这个时候都让着妻子，细心照顾她，因为他们知道处在月经期的妻子是最需要疼爱的。正常的月经，是在女性内分泌激素下降后子宫内膜由生长转为脱落而产生的出血现象。中医认为，月经期间女人经历了气血由充盈转为虚竭、再开始重新充盈的过程，是静息养生的重要时刻。所以，聪明的女人如果想要保养好自己的身体，就必须了解月经期卫生常识，知道月经期的禁忌和进补方法。

首先须明白：在月经期间有一些事情是不宜做的。

① 不宜做爱：因为月经是女性特有的生理现象，到了月经期，身体的各部位都会出现一些变化，其中最突出的变化是：大脑皮质兴奋性降低，全身抵抗力比平时差；生殖器中子宫内膜脱落出血、子宫口张开，碱性的经血中和了阴道的酸性环境，阴道酸度降低，使天然屏障功能削弱。如果在月经期间进行性生活，就会出现如下不良后果：一是因双方兴奋，阴茎插入会使女性生殖器充血，导致月经量增多、经期延长；二是此时性交，男性生殖器可能会把细菌带入阴道内。经血是细菌等微生物的良好培养基，细菌在此极

易滋生，并沿子宫内膜内许多微小伤口和破裂的小血管扩散，而感染子宫内膜，甚至可累及输卵管和盆腔器官，从而给女方带来不必要的麻烦；三是月经分泌物进入男子尿道，也可能会引起男性尿道炎的发生；四是经期同房，因精子在子宫内膜破损处和溢出的血细胞相遇，甚至进入血液，可诱发抗精子抗体的产生，从而导致免疫性不孕不育症；五是月经期间同房，由于性冲动时子宫收缩，还可将子宫内膜碎片挤入盆腔，引起子宫内膜异位症，导致不孕症的发生。因此，为了双方的身体健康和生育健康，不论在什么情况下，经期的性交都是应该禁止的。

② 不宜喝酒：月经来临前及期间，女性受荷尔蒙分泌影响，体内分解酶的活动能力低下，酒精代谢能力下降，结果使得酒精不易迅速从血液中排泄出去，而变成了对身体有害的“酸性物质”。为清除这些酸性物质，肝脏就要不断地制造出酶，这样会加重肝脏的负担，引发肝脏功能障碍的可能性也加大。

同样是喝酒，女性经期饮酒引发肝损害或酒精中毒的概率将比男性多一半。因为女性在月经期间，体内缺乏分解酶，如果一时喝得过多，将使处于醉酒状态的时间延长、酒醉感觉或症状也会更严重。这就是月经时饮酒容易上瘾、容易引发酒精中毒的原因。另外，经期由于不断流血，身体虚弱，抵抗力较差，喝酒会加快血液循环，此时有可能导致月经量增多，如饮凉啤酒，还可能引起痛经等。所以，月经临近或月经期间，原则上应当禁饮白酒。如果必须要喝，只能少量喝点葡萄酒（50 毫升左右为宜），不宜过量。

③ 不宜喝茶：茶可不是每个时段都能喝的，尤其是女性朋友更得特别留意，以免身体越喝越差！生理期来临时，经血会消耗掉不少体内的铁质，因此女性朋友在此时更要多多补充含铁质丰富的蔬菜水果，如菠菜、葡萄和苹果等。但若此时习惯在饭饱之际喝茶的话，茶叶中含有高达至 50%的鞣酸，它会妨碍肠黏膜对铁质的吸收，大大减低铁质的吸收程度，因而在肠道中很容易和食糜中的铁质或补血药中的铁结合，产生沉淀的现象。

④ 不宜拔牙：作为女性特有生理变化的月经活动，除维持女性特征和

生育功能外，还常会影响到人体血液的出血和凝血机制。据研究，月经期血小板会有较大变化，在月经的第一天常常降低，直到第三、第四天方能回升到原来的数目。另外，月经期间，人体子宫内膜可释放出较多的组织激活物质，能将血液中的纤维蛋白溶酶原激活为具有抗凝血作用的纤维蛋白溶酶，使人体的出血倾向加大。所以在月经期手术或拔牙都有可能造成出血量较多。

⑤ 不宜吃属性偏凉的食物：人们都知道月经期不能吃冰饮。其实不只是不能吃冰饮，一些属性偏凉的食物，例如冬瓜、茄子、丝瓜、黄瓜、蟹、田螺、海带、竹笋、橘子、梨子、柚子、西瓜等，酸涩的食物如酸梅、未成熟味酸之水果，或是一些辛热食品，如油炸物、辣椒、胡椒、芥末等，也都应该避免在经期内食用，以免造成血液不流畅的状况。

⑥ 不宜游泳：在女性月经期，要特别注意会阴部的清洁卫生。每天要用清洁的毛巾和温水擦洗会阴部，但是不要“坐盆”；可以淋浴，但不要盆浴，更不要去游泳。因为“坐盆”、盆浴或游泳，都有可能使脏水通过阴道进入稍稍张开的子宫颈口而诱发感染。

那么月经期应该多吃些什么样的食物呢？经期内应多吃葱白、木耳、花生、核桃、大枣、桂圆、玫瑰花。若在经期内不小心吃了冰冷的食物，或是忍不住吃了冰，可以多喝红糖煮生姜来平衡体内血液循环，以促使血液流畅。

正常月经的指标有哪些？一个月经周期是指从月经来潮的第一天到下次月经来潮的第一天。绝大多数人在 28～35 天，但也有少数人短至 20 天或长达 45 天一个周期，在上述范围内，只要月经有规律，均属正常现象。阴道流血期间称为月经期，多数人的月经期持续 3～5 天，但少至 1～2 天，多至 7～8 天也属正常范围。正常月经期的月经血量为 20～120 毫升，多数为 50 毫升，以月经来潮的第二、第三天最多，以后逐渐减少。经血的特点是不凝固，呈暗红色。经血中除血液外，还含有子宫内膜脱落的碎片、子宫颈黏液及阴道上皮细胞等。

“妇人以血为本”，女人进补的基本原则就是滋阴养血。引起月经不调最常见的就是气血亏虚、阴血不足，所以月经期进补应该以滋阴养血为主。月经每月提前6～7天以上来潮，甚至每月行经2次，叫做“月经先期”，又称为“月经超前”，常见血量多而色淡红、质清稀，精神疲倦，气短心悸，小腹有空坠感，面色无华，舌质淡，脉弱无力。这是气血虚弱导致的，适合在冬令双补气血，可于立冬后用乌骨鸡1只，当归、黄芪、茯苓各9克，将鸡洗净，把药放入鸡腹内用线缝合，放砂锅内烂熟、去药渣。调味后食肉喝汤，分2次服完。月经前每天1剂，每个月经周期服3～5剂。如果月经周期经常推迟6～7天来潮，甚至每隔40～50天行经1次，叫做“月经后期”，又称为“月经错后”。常见月经延后，量少色淡，小腹空痛，体弱乏力，面色苍白，头晕乏力，心悸少寐，筋骨酸痛，皮肤干枯，舌淡苔少，脉细无力。这些多是由血虚引起，可以在冬天补血调经。用羊肉500克，黄芪、党参、当归各25克，生姜50克。将羊肉、生姜洗净切块，药物用布包好，同放砂锅内加水适量。武火煮沸后改文火煮2小时，去药渣，调味服食。冬季每逢月经后，每天1次，连服3～5天。

当然，以上我们介绍的只是一些偏方验方，不见得适合所有的人。女性朋友们可以根据自己体质特点来进行针对性的补养。另外，因为经期铁质的丢失，进补含铁丰富的食物非常重要。鱼、瘦肉、动物肝、动物血等含铁丰富，而且生物活性较大，容易被人体吸收利用。而大豆和菠菜中也富含植物铁，但是吸收率较低。所以，月经期膳食中应注意荤素搭配，适当多吃些动物类食品，以满足月经期对铁的特殊需要。

2. 让痛经成为过去（别小看了它）

痛经是个非常常见的妇科症状，甚至不需要我们去解释什么是“痛经”。实际上，医学对痛经还是有个定义：凡行经前后或经期出现下腹疼痛、坠胀，伴腰酸或其他不适，程度重导致影响生活和工作质量者称之为痛经。痛经的现象是如此的普遍，以至于人们多数忽视了它的严重性，父母可能认为，女孩的痛经是没有必要去医院看病的。正是由于受这种思想的影响导致了一些严重的后果。因此，我认为有必要向公众介绍痛经，希望每一个痛经的女性可以摆脱痛经的困扰，让它成为过去。

6 年前，我在坐诊时遇到了一个小女孩来看病。那个小女孩才 15 岁，看病的原因是非常严重的痛经。通过询问我才知道，实际上她从 13 岁开始来月经就有痛经了，而且越来越严重。开始时，她母亲一点也没有理会女儿痛经的事。她认为，这种事对于一个农村的妇女来说实在是不足挂齿的小事。就这样一直到了 15 岁，母亲看到女儿痛经实在太严重了，从来月经开始就痛，一直到月经干净还痛几天，甚至不来月经的时候也有小腹痛的感觉，才感觉到问题的严重，下决心带她来看看。结果，通过我们医师的检查（肛门指诊和 B 超检查等） 确诊为“阴道斜隔和双子宫畸形”。幸亏发现得还算早，通过手术切除阴道斜隔，这个女孩完全康复了，若再拖延诊断和治疗，她可能会因为一边子宫内的月经血无法排出，导致感染而终生失去生育能力。我讲这个故事的目的，不是说每个痛经的患者都可能是一种病态，但有痛经的女性确实有必要去医院检查，以明确是否是其他妇科疾病引起的痛经，尽量做到早期发现、及时治疗，以免延误了病情。

在医学上，我们把痛经分为两种情况：一种是没有明确妇科疾病的人（称为原发性痛经），另一种是由于妇科疾病引起的痛经 （称为继发性痛经）。因此，到医院检查的主要目的是要鉴别这个痛经是原发性的还是继发性的，再根据不同情况给予针对性的治疗。这个道理就是先要把到底是什么病搞清楚，再谈怎么去治病。虽然这个道理很简单，但是就是有很多人不去按照这个道理去做，出现痛经了，还有一些人希望医师不做任何检查，甚至连患者本人都没有来医院，而是母亲代劳到医院要求医师开点治疗痛经的药，这样的做法是非常不科学的，希望大家明白这个道理。

同样的道理，对于引起痛经的原因一旦明确了，接下来的治疗就会是水到渠成的事情了。原发性痛经主要是给予一些中药治疗，比如散结镇痛胶囊，一般要经过连续 2～3 个月一个疗程服药。中药治疗痛经不像止痛药那样立竿见影，需要口服一个疗程（12 盒）后看下次月经时的痛经情况是否有好转，如有好转，建议再服 2 个疗程；中药治疗痛经也不像止痛药那样是短暂的止痛，它可以长久地发挥消除痛经的效果。其他还有对痛经有治疗作用的中药如桂枝茯苓胶囊、丹鳖胶囊等。继发性痛经最常见的原因是子宫内膜异位症、子宫腺肌病、宫颈管狭窄、生殖器畸形等，这些情况是需要在专科医师的指导下治疗的。除了手术和药物治疗之外，美国有个“曼月乐”环，它也是一个有效治疗痛经的方法之一，但是否适合个人，还需要妇科医师对你的身体进行详细检查后决定。

除了上述几点，还有些人为因素可能导致痛经，如经期下冷水、人工流产、经期性交等，希望女性朋友们要尽量避免。

3. 了解每一天我身体的需要

我们人体的每一个器官犹如一架精密的仪器，什么时候运转效率最高，什么时候需要休息加油，这些都是身体的密码确定的。掌握了这些密码，我们就能最大限度地利用和保养我们的身体。所以，每天奔波于家庭和职场的朋友们，让我们一起来解读一下这些密码吧。

（1）刷牙的最佳时间

饭后 3 分钟是漱口、刷牙的最佳时间。因为这时，口腔的细菌开始分解食物残渣，其产生的酸性物质易腐蚀、溶解牙釉质，使牙齿受到损害。

（2）饮茶的最佳时间

饮茶养生的最佳时间是用餐 1 个小时后。不少人喜欢饭后马上饮热茶，这是很不科学的。因为，茶叶中的鞣酸可与食物中的铁结合生成不溶性的铁盐，干扰人体对铁的吸收，时间一长可诱发贫血。

（3）喝牛奶的最佳时间

因牛奶含有丰富的钙，中老年人睡觉前饮用，可补偿夜间血钙的低落状态而保护骨骼。同时，牛奶有催眠作用。

（4）吃水果的最佳时间

吃水果的最佳时间是饭前 1 个小时。因为水果属生食，吃生食后再吃熟食，体内白细胞就不会增多，有利于保护人体免疫系统。

（5）晒太阳的最佳时间

上午 8～10 点和下午 4～7 点，是晒太阳养生的最佳时间。此时日光以有益的紫外线 A 光束为主，可使人体产生维生素 D，从而增强人体免疫系统的抗痨和防止骨质疏松的能力，并减少动脉硬化的发病率。

（6）美容的最佳时间

皮肤的新陈代谢在 24 点至次日凌晨 6 点最为旺盛。因此，晚上睡前使用化妆品进行美容护肤效果最佳，能起到促进新陈代谢和保护皮肤健康的功效。

（7）散步的最佳时间

饭后 45～60 分钟，以每小时 4 千米的速度散步 20 分钟，热量消耗最大，最有利于减肥。如果在饭后 2 个小时再散步，效果会更好。

（8）洗澡的最佳时间

每天晚上睡觉前来一个温水浴 （35℃～45℃），能使全身的肌肉、关节松弛，血液循环加快，帮助你安然入睡。

（9）睡眠的最佳时间

午睡最好从13点开始，这时人体感觉已下降，很容易入睡。晚上则以22～23点上床为佳，因为人的深睡时间在24点至次日凌晨3点，而人在睡后一个半小时即进入深睡状态。

（10）锻炼身体的最佳时间

傍晚锻炼身体最为有益。原因是：人类的体力发挥或身体的适应能力，均以下午或接近黄昏时分为最佳。此时，人的味觉、视觉、听觉等感觉最敏感，全身协调能力最强，尤其是心律与血压都较平稳，最适宜锻炼。

4. 女人最坦诚的朋友（月经和月经不调）

（1）月经——女人最坦诚的朋友

对于女性，说月经是你最坦诚的朋友一点也不假。月经在很大程度上反映了你的生殖健康情况，甚至是你全身疾病的一个信号指标。12岁，你来了月经，说明你的青春期来了；18岁，你还没有来月经，说明你可能存在先天性的疾病；48岁，你从此不再来月经了，说明你的绝经期来了；56岁，你还没有绝经，可能说明你有子宫内膜病变了；结婚了，没有避孕，你怀孕了，月经就不来了；你患了子宫内膜结核病，月经就越来越少了；你压力过大，月经可能就推迟了；你患有子宫肌瘤，特别是瘤子长向子宫腔内的，你的月经量就多了；你患了多囊卵巢综合征，你的月经就经常2～3个月不来了；甚至你患了甲状腺疾病，月经也会出现频繁提前或延后不来的现象。这些月经的改变都忠实地告诉你：你的身体有改变了！所以，请记住每次你月经的情况和变化，这样可以帮助你和医师判断你的健康情况。

(2) 哪些“月经异常”现象可能是正常的

一个处于更年期的48岁的女子，最近半年出现了月经2～3个月才来1次，并且每次来月经的经期也较平时的5天少了2天，月经量也较原先少了。请问这种现象是否正常？答案是：可能是正常的。因为更年期卵巢功能减退了，导致月经不能够每月按期来、经量变少和经期缩短了，这是个正常的卵巢功能减退的生理反应。所以，如果你是个近期做了全面的妇科检查且排除怀孕等少见的情况的人，这种情况的月经异常可能只需要观察。

每个母亲都非常疼爱自己的女儿，关心青少年期女儿月经的情况，急切地想知道自己女儿是不是一切正常。那么如果你14岁的女儿来了1年的月经，但是总是不按时来，有时25天就来，有时2个月才来，月经期都在4～6天内，月经量也基本相同。这是正常的吗？答案：可能是正常的。因为青少年首次月经（首次月经也叫月经初潮）后的1～2年内，由于大脑控制月经的部分还没有发育成熟和稳定，导致月经不规则，这是正常的生理现象。当然在这种情况下到医院做个常规检查，做个妇科的B超、外阴、乳腺检查则更加放心。

有时，中青年女子的月经偶然提前或推迟2～3天，如果排除妊娠，也是正常的现象。

(3) 哪些“月经异常”现象可能对你的健康暗藏玄机

如果你是处于更年期的48岁左右的女人，最近半年出现了月经不按时来，有时20天左右来一次，有时40多天来一次，每次月经都要半个月才干净。这种情况是正常的更年期反应吗？也许有很多人说：“这就是更年期引起的。”实际上，这种情况要高度地怀疑子宫内膜有癌前病变的可能，甚至已经有癌变的可能了。虽然，有时候这种情况是更年期的子宫内膜良性病变引起的，但是我们必须要在排除恶性病变的可能后，才可以放松对子宫内膜癌变的警惕！

小旻是个博士生，今年32岁了，学习非常刻苦。但是她的月经从17岁开始就经常3～6个月才来一次，不过每次经期还是5～7天就干净了，月经量也适中。但是从28岁开始，她的月经不仅3～6个月才来一次，还出现了月经期半个月才干净的现象。小旻从20岁就被医师诊断为多囊卵巢综合征（PCOS），这个病就是常年月经不来，有时需要打黄体酮才来，开始时小旻月经2个月不来她还去医院看看，时间久了，她也认为无所谓了，不来就不来吧！不经常来月经似乎还少了月经期的麻烦！就这样月经经常不来的毛病一直没有得到治疗。直到出现了月经期半个月也难干净时，她也没有引起重视，没有到医院看医师。有一次，月经50天都没有干净，无奈之下，小旻才来到了医院，医师除了给她做了常规检查外，还做了宫腔镜检查和病理检查。检查结果让小旻大吃一惊，原来她已经患了子宫内膜癌，最后虽然保住了生命，但是因为切除了子宫而丧失了生育能力。在这里，典型的教训就是：月经长期不调，一定要看医师做调经治疗；出现经期过长等不良现象时，应及时检查，以免发展为子宫内膜癌！实际上，小旻如果能够在很早时就进行调经治疗，这个子宫内膜癌是可以预防的！我们要提醒那些经常月经推迟的女性，一定不要认为这是好现象，如果不及时调经，长此以往发生子宫内膜癌的机会就增大了。

以临床妇科医师的经验看，不管什么样的月经异常，只要是月经期过长都应该到正规医院的妇科仔细检查，查明病因。但是“小向”的故事又让我们警惕另一个妇科疾病，这个疾病本身非常的“狡猾”，如果没有及时发现，它会永久摧毁女人的生育能力。这是什么样的病呢？

小向那年来看病时22岁，可是她的病史却已经有4年了；她18岁时没有任何原因就出现了月经量逐渐减少，可是月经还是像原先一样“准时”，只是月经量越来越少，月经期的天数也越来越少了。她的家人带她到当地的医院看了2次，做了B超也没有发现什么不正常；后来，她到了一个大医院抽血做了女性激素测定也正常，但吃了不少调经中药也没有好。直到后来，月经就干脆 5 个月没有来。因为小向还没有结婚，她和家人也想不可能患什么妇科病，但是月经一直不来，还是让她放心不下。听说县医院来了个省城大医院的专家坐诊，于是小向就专门来找专家看病。当专家仔细地问了小向的病情，并看了一些她以往做过的检查结果后，这名专家立即替小向担心起来。因为，据小向的病情她非常可能是患了“盆腔结核病”，也就是子宫里面感染了结核病菌。这个结核病菌长时间在子宫里破坏了子宫内膜。大家知道，月经就是子宫内膜按月脱落产生的，如果没有了子宫内膜，那么也就永远没有月经了。但是更有甚者，子宫内膜就像是胎儿的“土壤”，如果没有了“土壤”，胎儿这个“种子”也不可能在子宫内种植生长了。那样这个患者就永远没有生育能力。虽然后来这个专家给她做了不损伤处女膜的“宫腔镜检查”，并取了子宫内的组织送去做病理检查，确诊是子宫内膜结核，但是由于小向没有及时就诊，专家也没有能力帮她恢复生育能力了。

小向的故事提醒大家：特别对于没有生育的女性，出现小向那样的症状，一定要及时到大医院看病。因为，子宫内膜结核这个病，现在已经逐渐多了起来。

（4）对月经不调的预防

月经病防胜于治。因此，正确认识月经来潮这一生理现象，消除恐惧及紧张心理，可以大大减少月经不调和月经期的不适。在此列举几点相关的知识：

① 月经期不要接触太冷的水、不吃太冷的食物、不要过分情绪激动，因为这样可能导致子宫痉挛，引起小腹痛；同时可能导致月经血向盆腔流去，导致子宫内膜异位症。同样，经期性生活不仅可导致上述病症，也增加了被感染的机会。

② 有些女性，本来月经是正常的，可能只是偶然推迟或提前 1～2 天，就喜欢滥用中药调经，结果却更加导致月经不调了。

③ 服用 21 天一个疗程的短效避孕药（比如：妈富隆、达英-35 等）时

一定要按时服用，否则会导致月经不调和异常阴道流血。如果因为某种特殊原因必须中途停止服用药，那么也要提前到医院咨询。另一种需要纠正的情况是：有些女性把服用“紧急避孕药”作为一种常用的避孕手段，这样做是不对的，这样也非常容易导致月经不调。

④ 作为有生育能力的女性，任何时候出现“月经不调”，你都要问问自己是不是“怀孕了”？因为，在妇科医师眼里，有很多自认为月经不调的患者，最后被确诊为“流产或者宫外孕，甚至是癌症”。因此，当你不能明确你的“月经不调”的真正原因时，你应该去看医师！

❊ 八、不孕不育门诊里的泪水与欢笑

1. 不毛之地（不孕不育）

恋爱、结婚、怀孕、生育是人生道路必然的历程。如果一对夫妇不能生育，不仅他们自己觉得生活单调缺少乐趣，长辈的焦急、朋友的关怀和周围的议论，便形成了一种无形的压力使其精神负担沉重，带来很多痛苦。

受孕是精子与卵子结合的结果，它是一个复杂的生理过程。其中，排卵、受精、着床是受孕过程的3个基本环节。要顺利地完成受孕过程，除了女子的卵巢能产生正常的成熟卵子、输卵管通畅、子宫内环境适合受精卵的生长发育外，还有一个基本条件就是男子的睾丸能够产生足够数量的好精子，能够顺利地经过女性漫长的生殖道，最终与卵子结合并受精。以上各个环节中的任何一个环节出现差错，皆可造成不孕不育症。

由此可见，生育并非全是女人的责任，而是男女双方共同的责任。造成不孕或不育的因素可能来自女方，也可能来自男方，或是男女双方。女方的因素主要有排卵障碍、内分泌失调、输卵管不通畅、子宫异常等。而男方的因素主要是精液异常，如精子数量不够、精子活动力不好、精子畸形率太高等。此外，还有一些不孕不育是由于男女双方的共同因素造成的，如精神紧张焦虑、性生活失调、性知识缺乏以及免疫学因素等。

许多不孕不育症夫妇在检查期间，丈夫的配合度较低，甚至常以工作忙而借故不来检查，这是不正确的观念和做法。引起不孕不育的原因可能是女方的，也可能是男方的，也有可能是男女双方的。不孕不育症夫妇第一次就诊时，最好夫妇双方一起来，而且男方先做检查为宜，因为对男性的初步检查只要取精液即可，相对来说比较简便无痛苦；而女性的检查就复杂费时许多，既受到生理周期的限制，还可能有一定的创伤性，所需要的时间和所承受的不便及痛苦要大于男性。另一个重要的原因，如果只检查女方而忽略了对男方的检查，可能会掩盖男方所存在的真正病因，耽误治疗。因此，一旦发生不孕不育后，夫妇双方应同时接受检查，尤其是初诊更为重要，来之前应携带所有相关的临床资料，如各种化验单、检验报告等，就医时如实叙述婚后的性生活及避孕情况、既往服药及检查经过等。这样便于医师充分了解双方的情况，最快找出病因，缩短治疗时间，同时也便于医师同时向双方进行受孕基本知识的宣教和指导。

对女人而言，年龄对生育能力来说也是至关重要的。可以说生儿育女是“青春饭”，女性最佳生育年龄为25～30岁，从30岁起生育能力曲线便呈下降趋势，35岁时生育能力下降到仅相当于25岁女性的50%，38岁时降到25%，超过40岁则不到5%。30岁以下的不孕不育患者，治疗成功率比40岁以上者高出10倍。所以，一个非常重要的建议是不孕不育夫妇要尽早检查和治疗，否则年龄越大，成功的希望就越小。有些不孕夫妇来看病时已经快40岁了，一问他们为什么不早来看，他们的回答有很多种，比如：开始没有钱看病、工作太忙、先要事业后考虑家庭、在小医院看了很长时间耽误了，等等。其实，这些原因都要让位给年龄的。最后建议，不孕不育症无论是谁的问题，都是夫妇双方的事，切不可互相埋怨，或责怪对方有病而拒绝配合就诊，而应互相鼓励、互相配合、积极治疗，这样夫妇双方既能一起分担等待成功受孕的辛苦，更能共同分享受孕成功后的巨大喜悦。

2. 拓荒（对不孕的治疗）

不孕不育者的痛苦众所周知，但是对不孕不育的治疗，并不是每个人都能够正确认识的。笔者曾接诊了很多不孕症夫妇，其中不少是看不孕症看了5年、10年，甚至20多年。是什么原因导致他们在进行着甚至不亚于“八年抗战”的艰苦历程呢？结论正是因为他们对于不孕的治疗没有正确的认识。由于对不孕症的诊断和治疗，特别是对女性不孕症的诊断和治疗相对复杂、耗时，所以很多患者，甚至有部分基层医院妇产科医师可能缺乏清晰认知。是的，关于女性不孕的原因及其治疗实在是太多了，到底何去何从？对于普通人来说确实有一定的难度。在专家看来，对女性不孕症的诊断和治疗的思路是很清晰的。主要有以下几点：

① 男方做精液化验。

② 女方先做常规的妇科问诊和检查，再做子宫输卵管造影。

③ 检查女性排卵情况。

④ 如果前三项都正常，要考虑是否有免疫因素导致不孕。

⑤ 若前四项有问题，则及时进行相关的治疗；若前四项均不能查明不孕原因，或有一两项存在非常严重的疾病，应及时做试管婴儿。

除了上述5条“锦囊妙计”之外，医师还针对实际的诊疗过程列举一些相关的问题，给出以下的建议：

① 做输卵管通水试验好，还是做子宫输卵管造影好？答案：目前，输卵管通水作为判断输卵管是否通畅的手段已经被淘汰了，只是在一些基层医院和条件较差的地区仍然在使用。因为与输卵管通水相比，后者更加准确和客观，只是费用要高一些。当然，主观武断地认为自己的输卵管和子宫是正常、通畅的，这是不可取的，会导致错误的治疗。

② 怎样知道自己有没有排卵功能？答案：其实，有很多方法可以检查、判断排卵功能的，应该选择哪一种呢？其中，最准确的判断排卵的方法是连续超声下的监测。即从月经来后的第9天开始，每隔1天到医院做一个阴

超（即用阴道超声探头）检查，以观察卵巢上的卵泡从小到大的成长过程，一直到成熟的卵泡破裂排出卵子。另一个方法是排卵试纸检测，但是排卵试纸的方法不像B超检测那样直观，也不是非常准确。还有，就是通过月经前诊刮（即从子宫腔内刮取少量子宫内膜的方法）来判断，当然这个方法是有创伤和痛苦的。从上述的结果看，超声检测是最常用和最可靠的方法。

③ 做了妇科的彩超之后，一般的妇科检查还有必要做吗？答案：一定要做一般的妇科检查。因为妇科检查不仅可以发现一些超声检查无法发现的异常，还可以通过妇科检查取得一些标本做化验，如宫颈防癌检查、白带化验、衣原体化验等重要的检查。

④ 经子宫输卵管造影没有发现明显问题，还有必要做腹腔镜检查吗？答案：造影毕竟只是一个影像学的检查，对于输卵管炎症的诊断率并非百分之百准确。腹腔镜是在医师双眼直视下的手术检查，可以清晰准确地看到子宫、卵巢、输卵管等各个部位所有可能影响怀孕的因素，并且可同时进行必要的治疗。对于不明原因的不孕症，腹腔镜检查显得尤为必要，因为腹腔镜检查可以发现一些盆腔的病变，如腹膜型子宫内膜异位症等，而这些病变在子宫输卵管造影时往往是无法发现的。

⑤ 不孕伴有双侧输卵管积水，是行输卵管结扎好，还是不结扎输卵管呢？答案：要根据具体情况而定。一般而言，对于年龄较大、双侧输卵管积水严重者，为了不影响试管婴儿治疗，应建议结扎。对于年龄较小、输卵管破坏不很严重、有可能自然怀孕者，建议不结扎而行输卵管造口术。显然，输卵管结扎后便无自然怀孕的可能了，但输卵管造口术后有可能再次出现输卵管积水，因此，两者各有利弊。

⑥ 做了腹腔镜不孕症手术后1年多了仍不怀孕，怎么办？答案：建议尽早去做试管婴儿。因为不孕症手术后若能够自然怀孕，多数发生在术后1年之内。

总之，对不孕症的治疗一定要当机立断。如果不孕不育的原因已经找到，就要马上接受正确的治疗。总是站在治与不治的十字路口，一味踟蹰不前，只会延误最佳的治疗时机。

3．稽留流产——令人担忧的现代病

29 岁的林瑛，因为口服避孕药避孕失败而怀孕。在停经 6 周时，妊娠试验阳性，证实为怀孕。之后未再进行专门的产前或优生检查，直到停经 22 周时才第一次去看产前门诊，结果超声检查发现胎儿的大小只相当于妊娠 8 周大小，医师告诉她她的孩子稽留流产了。

稽留流产又称为“过期流产”，俗称死胎不下。它是指胚胎或胎儿已死亡滞留在宫腔内而未自然排出体外。因为胚胎或胎儿死亡，所以子宫不再增大反而缩小，早孕反应消失。若已至中期妊娠，孕妇腹部不见增大，胎动消失。妇科检查宫颈口未开，子宫较停经周数小，质地不软，未闻及胎心，胚胎死亡而仍稽留于宫腔内者，一般多在症状产生后的 1～2 个月内排出，但是也有一些在宫内粘连紧密到很晚期也不能自然排出，甚至连手术清除都很困难。死亡的胎体和绒毛会分泌大量破坏凝血的物质，导致严重的凝血功能障碍及弥散性血管内凝血等，引发感染，甚至败血症和中毒性休克。自然流产在妊娠中的发生比率大约为 15%，作为一种特殊类型的自然流产——稽留流产的发生率以往都在 1%以下，但是近年来，我们在临床中发现稽留流产的发生率较前明显升高。

宝宝为什么会死在子宫腔呢？又怎么会没有一点征兆呢？究其发生原因，大致可以分为胚胎因素、母体因素及环境因素 3 个方面。精神压力包括过度紧张、焦虑、恐惧、忧伤等；吸烟或被动吸烟、酗酒、过量饮咖啡等都是不良因素；经常接触砷、铅、甲醛、苯、氯丁二烯、氧化乙烯等化学物质和放射线等很容易导致稽留流产。此外，噪声污染、电离辐射等都是胚胎的无形杀手。随着环境污染的日益加重，工作和生活压力的不断增加，育龄妇女稽留流产发生率逐年上升。在快节奏、高压力工作环境下的白领阶层及医务工作者其发病率尤其高。我们经常看到很多“白骨精”阶层的患者，因为忙于事业总是抽不出时间产检，结果一查 B 超却发现胚胎已停止发育多时。

眼泪可以缓解悲伤，却无法磨灭心灵的创伤。好几个患者哭着追问：“医师，为什么宝宝会突然停止发育?”“医师，求求您帮我保住我的宝宝吧!”“我已经是第二次稽留流产了，医师，我好怕自己生不了小孩，帮帮我吧!”面对患者的声声追问和恳求，我们作为妇产科医师也很心痛。除了尽快为患者清出坏死的胚胎组织、预防感染、防止发生严重并发症外，我们更应该进一步为患者完善相关检查，寻找其发病原因，并制定治疗方案。

为此，准备做妈妈的广大姐妹们，无论多忙也一定要抽点时间为自己、为未来的小宝宝做好婚前检查及产前检查；怀孕后要定期产检；有自然流产及稽留流产史、有毒化学物接触史及高危家族病史的女士们，更要提前做好不孕不育、优生优育等相关检查。

如果稽留流产不幸发生了，该怎么办呢?

稽留流产在临床上处理较为棘手。一方面因胚胎组织可能机化而与子宫紧密相连，不易剥离，造成清宫困难，术中易出血；另一方面传统的清宫方法需要在扩宫之后才能进行，给患者造成很大痛苦，并加重对机体的损害。现代女性婚育的年龄普遍推迟，而一旦发生稽留流产，怀孕年龄将进一步推迟。这样，很多女性往往成为高龄孕妇，孕期合并症将增多，给患者、家庭和社会带来沉重的负担。近日，临床观察发现稽留流产发生率较前明显升高。稽留流产给患者所带来的突如其来的打击，犹如一个噩耗让无数准妈妈们心碎!

对稽留流产后的护理和调养，对减少更多不必要的伤害是很重要的。稽留流产手术结束后应观察 2 小时，注意阴道流血和腹痛情况，假如没有什么反应就可以回家。稽留流产后当天可能有轻微下腹不适、疼痛或少量阴道流血，如果腹痛严重或阴道流血量多或长时间出血不止，应及时就诊。

稽留流产后要适当增加营养，因为手术会引起少量出血，使身体受到一定的损伤。可及时补充一些富含蛋白质、维生素的食品，如瘦肉、鲜鱼、蛋类、奶或豆制品等。多吃一些高蛋白、高维生素类的食物，以补养身体，同时多吃些蔬菜和水果，不要忌口或偏食。

稽留流产后要好好休息，头3天最好卧床休息。一般术后应卧床休息3～5天，若体温正常、阴道流出的血性分泌物少、无腹痛等不适，可以起床活动活动，并适当做些轻微的家务劳动。因为稽留流产后，子宫内膜留下了创面，如过早活动则可延长阴道出血时间，一般半个月内应避免参加体力劳动和体育锻炼。

稽留流产机体抵抗力下降，更应注意个人卫生。保持外阴清洁，术后2周内不宜盆浴，最好洗淋浴。由于子宫内膜留下创面，阴道分泌物增多，使之成为细菌感染、繁殖的温床。因此，要特别注意外阴部的清洁卫生，及时淋浴清洗外阴部，卫生纸要进行消毒并时常更换；半个月内避免盆浴，勤换洗内裤；1个月内要绝对禁止同房，以防止细菌感染。此外，要进一步加强避孕。

稽留流产后多久才可以再次怀孕呢？因短期内连续流产对身体伤害极大，甚至可能导致不孕，稽留流产患者术后性生活时，3个月内要采取避孕措施，避免再次怀孕。如果再次怀孕，注意休息保胎，要注意产检，如果有出血等情况应及时就诊，此外还可以用点保胎药物。

4．神奇的试管婴儿

2010年10月4日，从瑞典卡罗林斯卡皇家医学院传来消息：诺贝尔奖评审委员会决定将当年的诺贝尔生理学医学奖授予被称为“试管婴儿之父”的英国生理学家罗伯特·爱德华兹，以表彰他在体外受精技术领域作出的开创性贡献。在10月5日举行的发布会上，评审委员会盛赞试管婴儿技术是人类生殖技术的一大创举，也为治疗不孕不育症开辟了新的途径，“帮助全球 10%的夫妇免受无法生育的困扰”。

1978 年 7 月 25 日 23 时 47 分，在经历了 20 年的坎坷之后，53 岁的爱德华兹和 65 岁的斯特普托培养出了第一个试管婴儿，在英国的奥尔德姆市医院诞生了。这个名叫路易丝·布朗的女婴让人们惊呼：科学家“扮演了上帝”！“潘多拉的盒子被打开了”！如今，路易丝不仅过着平静幸福的生活，并且通过自然方式怀孕且当上了母亲。而全世界通过试管婴儿技术得以出生的人口也已增加到大约 600 万，他们中的许多人已经成年，有的也已为人父母了。因此，爱德华兹和斯特普托的研究与技术成果，不仅改变了数百万人的生活，也改变了连同试管婴儿的家庭在内的数千万人的生活。

“一个精子加一个卵子，放在试管中，就变成了一个婴儿”，这是试管婴儿 1978 年问世时很多人对它的误解。在信息发达、科技共享的今天，试管婴儿已经为越来越多的人了解和接受。这项技术逐渐在世界范围内受到了肯定和推广。1980 年澳大利亚第一个试管婴儿诞生，1988 年中国也诞生了第一个试管婴儿郑萌珠。为了圆一个宝宝梦，越来越多的夫妇正跋涉在试管婴儿的路上。但是，尽管试管婴儿技术（体外受精–胚胎移植技术）进入中国十多年了，许多人对它了解甚少，甚至一些医学界人士也对它了解不多。关于试管婴儿他们仍然抱有很多疑问。比如说：试管婴儿是夫妇双方的骨肉吗？只要不怀孕就必须做试管婴儿吗？试管婴儿会弱智或者低能吗？这里对一些试管婴儿认识上的问题及误解进行答复及澄清。

（1）试管婴儿是医院“人工制造”的，非夫妇双方的骨肉吗

这是一个最大的误解。不少求医的夫妇不接受试管婴儿，很大的一个心理障碍就是误以为试管婴儿是医院用医学方法为他们“人工制造”出来的，或者以为是医院用卵子库的卵子及精子库的精子为他们培养出来的，并非他们自己的亲骨肉。实际上，“试管婴儿”是让夫妇双方的精子和卵子在体外结合而成为受精卵，然后再把它送回女方的子宫里，让其在子宫腔里发育成熟，与正常受孕妇女一样怀孕到足月正常分娩出婴儿。绝大部分试管婴儿均

是以夫妇双方的卵子及精子培养出来的，只有极少数的夫妇因为没有自己的卵子（如卵巢早衰）或精子（如无精症），提出申请要求医院提供卵子或精子，并且通过严格的核实和审查才能得到批准，从单独的精子库或卵子银行得到赠送。当然，试管婴儿更不是医院用医学材料“人工制造”的。

（2）试管婴儿是“非常婴儿”，会弱智或弱能吗

这也是不孕夫妇拒绝试管婴儿的另一大心理障碍，特别是前段时间登载了一篇文章报道试管婴儿的智商（IQ）较自然受孕婴儿为低，更引起不少不孕夫妇的疑虑。实际上，经过20多年的发展，全世界已诞生下几百万试管婴儿，早期的试管婴儿也诞生下了自己正常的婴儿，更有一些较大规模追踪调查及研究，均证实了试管婴儿与自然受孕婴儿在出生缺陷及以后的身智发育上并无显著性差异，不孕夫妇尽可放心。

（3）试管婴儿成功率低、花费大吗

不少求医的不孕夫妇在申请做试管婴儿技术时，均会关心其成功率及收费问题。早期的试管婴儿技术成功率确实低，在10%以下，但随着科学的进步，技术日益成熟，成功率不断提高，目前国内开展该技术时间比较长，经验丰富的大医疗机构，成功率已可达40%左右，近年来更是突飞猛进，保持在60%以上，达到国际先进水平。试管婴儿技术的成功率取决于很多方面，包括内分泌及实验室条件、技术人员的技术水平，患者的年龄、子宫和卵巢条件以及有没有其他的疾病等。其中，以女方年龄的影响最为显著。在25～35岁的女性的成功率要高于30%～40%的平均水平，有的能达到50%或者更高一些，但是到了35岁以后成功率逐渐下降，到40岁只达到20%左右。其主要原因是年龄大了以后，卵子的质量和数量都有所下降。不过一般来说，做3次试管婴儿的累计成功率可以达到80%。这个成功率并不是指100对做试管婴儿的夫妇只有40对可成功，而是指做100次手术可能有40次成功的机会，这远比正常夫妇同房受孕的概率高，正常夫妇同房平均受孕的概率在5～6个排卵周期，也就是20%～27%。至于费用，各医院收费不同，国内目前开展该技术费用平均在每次2万～3万人民币，并不是像传说中的那样要10万、8万。

（4）“试管婴儿”是所有人都能够做的吗

不是所有不孕不育的人群都可以做试管婴儿的，适合做的人群有：

① 女方因输卵管因素造成精子和卵子结合困难，如炎症引起的输卵管阻塞或通而不畅，输卵管发育不全，输卵管结扎术后，宫外孕切除输卵管后，或者盆腔炎症引起双侧输卵管慢性炎症无法通过其他方法改善的。

② 女方因为多囊卵巢综合征或其他内分泌紊乱导致排卵困难的。

③ 子宫内膜异位症、子宫腺肌症患者。

④ 男方少、弱精症，一般认为每毫升精液中含有20×10^6～100×10^6精子为有生育力正常范围，低于20×10^6为少精子症。精子活力正常值是射精后1/3～1/2小时内的正常精液标本中应有50%或更多的中等活跃的前向运动精子，低于此值为活力差。

⑤ 免疫性不孕，如存在抗精子抗体、抗子宫内膜抗体。

⑥ 不明原因不育。

⑦ 女方卵巢衰竭患者或男方无精症患者，这些患者可通过卵子赠送、精子赠送或接受胚胎赠送助孕。

哪些人群是不适合做的呢？如果提供卵子及精子的任何一方患生殖、泌尿系统急性感染或性传播疾病，或者任何一方有酗酒、吸毒等不良嗜好，或者在作用期接触致畸量的射线、毒物、药品都是不能给予此项技术治疗的。同样的道理，如果女方患有不宜生育的严重遗传性疾病、严重躯体疾病、精神心理障碍等，女方子宫不具备妊娠功能或严重躯体疾病不能承受妊娠，或者接受胚胎赠送或卵子赠送的夫妇双方患生殖、泌尿系统急性感染和性传播疾病或有酗酒、吸毒等不良嗜好，也是绝对不能施行此项技术的。

（5）试管婴儿耗费时间长，需要躺在床上保胎数月吗

为了促进成功助孕，也为了后代的健康，医师会在试管婴儿治疗开始前，对夫妻双方进行必要的检查和准备，加上预约排队的时间总共需要1～2个月。这段时间患者只需要去医院3～5次，不会影响正常的工作和生活。

在把胚胎植入女方子宫内之后，医师会要求患者在床上静卧30分钟。之后患者可以离开医院，直至14天后验尿测孕。在保胎的2周时间里，患者可以正常地吃饭和作息，不需要一动不动地躺在床上，像传说中的那样连翻身都不行。个别患者由于过度紧张而导致顾虑重重，医师还会鼓励她们适当进行轻微运动，参加日常的活动，以分散注意力，以利于子宫内的环境平静顺畅，适合胚胎着床。

九、在期待宝宝出生的200多个日日夜夜里

十月怀胎就像长途旅行一样，让人觉得遥远又兴奋。这个旅行的目标则是顺利分娩，是一个新生命的降生。

1. 胎儿的宫殿（如何保护子宫）

顾名思义，子宫——就是胎儿的宫殿。从受精卵到婴儿呱呱落地的漫长的10个月里，胎儿就是在这个安全港湾发育至成熟的。子宫有着非常神奇的生理功能，比如：她可以从没有怀孕时的4～5厘米大小，长大到临产前的40厘米大小。子宫的生理功能主要是产生月经和作为胎儿的宫殿。而月经的产生是受女性大脑和卵巢控制的，因此月经不仅反映了子宫的情况，也反映了大脑和卵巢的情况。子宫的另一个功能是生育功能，即作为胎儿的宫殿。而这个生育功能是女性一生中非常重要的功能。我们应该如何保护这个胎儿的宫殿呢？这儿给大家一些建议：

① 一定要注意做好避孕，杜绝人为因素的人工流产。目前，在中国越来越多的年轻女孩子开始了婚前的性生活，却忽视了避孕的重要性，一旦怀孕往往不得不选择到医院做人工流产手术。还有一些年轻女性认为，人工流产手术是个非常小的手术，对健康没有影响，而反复多次地在婚前做了人工

流产手术。在这些人当中，有很多人日后因为手术对子宫的损伤或手术的一些并发症导致不孕、慢性盆腔炎等后遗症。

② 不要盲目相信那些“可视微管人流、轻轻松松 2 分钟”的人工流产广告，要相信手术总是有创伤的，不意外怀孕就不必手术。另外，不要盲目追求所谓的高科技的人工流产技术，特别不能去那些刚刚开展了人流新技术的地方，因为这些地方往往因为技术不熟练而导致较常规手术更多的问题。

③ 及时正确地处理人流手术并发症。人工流产手术后没有刮干净 （即人流不全），患者往往到医院找医师的麻烦。目前，这种社会现象产生了一些不好的问题：一是医师往往怕患者找麻烦而可能过度地刮宫；二是人流不全后又再次按常规手术清宫 （刮宫）。公众要正确地认识医学的发展，同时要正确认识人流不全对日后生育的可能危害。目前，在我国宫腔粘连（往往是人流手术对子宫的损伤所致） 的患者明显增多，这种现象和多次人流手术、人流不全和人们对宫腔粘连的预防不重视大大相关。而宫腔粘连是对日后生育影响很大的疾病，有些患者因为重度宫腔粘连而终生不孕，连试管婴儿都做不了。除了避免人流、避免多次人流外，还要改变观念。所有需要生育的女性做不全流产手术，建议到技术成熟的医院行宫腔镜手术处理，并做好必要的预防宫腔粘连的处理。虽然这样花费会多些，但减少了宫腔粘连的可能性提高了正常受孕的概率。公众必须要认识到：人流不全是人流手术的一个医学并发症。当出现人流不全时，患者及其亲属首先应该考虑的是，如何才能避免对子宫的更多损伤，而不要和医院纠缠，以免耽误了及时治疗。并且，人流术后要及时到医院检查排除人流不全、术后感染等并发症。

④ 人流手术后，如发现月经量明显减少，或出现痛经等情况，要及时就医，及时发现和治疗可能的宫腔粘连。因为宫腔粘连发现越早，治疗效果就越好。

⑤ 年轻女孩和生育期妇女，出现月经不正常时应及时到医院妇科看病，以免耽误了病情。比如，现在逐渐增多的子宫内膜结核，会导致月经量减

少，如不及早诊断和治疗，将会导致生育能力的丧失。

⑥ 确保性生活安全，避免性传播疾病对子宫的侵害。

⑦ 有性生活的女性，应每年到医院妇科做健康检查，包括常规的妇科检查、白带化验、宫颈癌筛查和妇科 B 超检查等，以及时了解子宫的状况。

2. 准爸爸、准妈妈的第一课（孕期保健）

人类社会的不断发展与进步，使人们不仅仅只满足于单纯的生儿育女，更重要的是要生育出智力优良、体魄健康的后代。而孕期保健是优生的基础和关键。所以，准爸爸准妈妈们必须从以下几方面做好孕期保健。

（1）选择最佳受孕期

妇女最佳受孕年龄为 25～30 岁，男子为 30～35 岁。因为这是身体最健壮、精力最旺盛时期，对胚胎的形成及胎儿生长发育非常有利。受孕的最佳月份是 7～8 月份。因为，此时正是蔬菜、水果比较丰富的季节，能够满足孕妇和胎儿对早期营养的需要。妊娠中期是胎儿发育旺盛时期，需要大量营养，这时正值秋天，气候宜人，有利于孕妇摄取顺口清爽的营养食物，能够供给胎儿足够的各种营养物质，保证胎儿的生长发育。分娩时又适逢大地回春，正是大自然生机勃勃的美好季节，更有利于婴儿的生长和发育。在夫妇双方的智力、体力、情绪最佳时受孕的孩子，一定会聪明健康。

（2）合理饮食，加强营养

孕妇不仅本身需要足够的营养，而且还要满足胎儿生长发育需要的营养。孕期是胎儿脑细胞、神经细胞、骨骼系统等生长发育的重要时期。因此，孕妇要多吃富含蛋白质、矿物质、维生素及碳水化合物的食品（如鸡、鱼、肉、蛋、动物肝脏、豆制品、奶粉及新鲜蔬菜和水果）为孕妇和胎儿提供足够的营养。与此同时，孕妇还要适量地晒晒太阳，以利于对钙质的吸收，促进胎儿骨骼发育。孕妇营养的好坏，直接影响孩子的身体健康。总之，孕妇的饮食要各种营养素搭配、品种多样化并易于消化。只有这样，孕妇才能全面地吸收各种营养保证胎儿的健康。孕期应少吃盐和碱性食物，防止水肿与过度腹部胀气。忌食生冷、辛辣刺激食物，如冷饮、干姜、葱、蒜、辣椒等，以防寒凝胞宫，影响胎儿发育，或扰动血海，导致流产。妊娠28～40周（孕7个月后）称妊娠晚期。这一阶段胎儿生长发育加快，孕妇除了要供给胎儿营养外，还要为分娩消耗及产后乳汁的分泌做好准备，因此身体各系统发生的变化最大，必须加强饮食保健。

（3）规律起居，怡情养性

孕期必须作息规律，还包括遵循生物钟办事。孕妇极易疲劳，因此起居要有规律，睡眠应充足，每天保持8～9小时。但也不可过于贪睡，否则会发生难产。孕妇睡姿也有讲究，最好采取左侧卧位。

孕期应多听轻快悦耳的音乐。心情舒畅可促使胎儿生长发育，并减少胎动。不可听刺激性强的摇滚音乐，环境吵闹，容易并发妊娠高血压综合征。适当培养对养花、养金鱼的兴趣爱好，以分散不良情绪，陶冶情操。

此外，还应该要适当活动。活动能促进孕妇和胎儿的血液循环，有利于胎儿发育及孕妇分娩顺利进行，但不可劳累过度。遇先兆流产时应适当卧床休息。

（4）防病和合理用药

① 孕期要注意卫生保健，预防各种疾病。尤其要注意预防流行性感冒、风疹、带状疱疹、单纯疱疹等病毒性感染。这些病毒对胎儿危害最大，可通过胎盘侵害胎儿，导致胎儿生长迟缓、智力缺陷或各种畸形，甚至引起流产和死胎。因此，孕期预防疾病，防止病毒感染非常重要。

此外，保持清洁卫生也很重要。要经常擦澡和淋浴，保持外阴清洁干燥，但是应尽量避免盆浴。勤换内衣内裤，衣服宜置于阳光下晒干。怀孕 8 个月后，要经常用温皂水擦洗和牵拉乳头。乳头内陷者可用吸奶器将乳头吸引出来，每天 2 次，每次 5 分钟，这样可防止哺乳期乳腺炎的发生。

② 在妊娠期间一定要谨慎用药。尤其是在最初 3 个月内，因为此时正是胎儿各种器官发育和形成的重要时期，胎儿对药物特别敏感。有些药物可通过胎盘进入胎儿体内，由于胎儿的代谢和排泄功能不健全，容易造成药物蓄积中毒。导致胎儿损伤或畸形的药物很多，例如四环素类药物能引起胎儿骨骼发育障碍，牙齿发育不良、变黄；链霉素和卡那霉素可引起先天性耳聋及肾脏损害；镇静药如利眠灵、地西泮片可引起先天性心脏病、发育迟缓；有些激素类药、抗癌药、抗结核药物也能引起各种胎儿畸形甚至死胎。总而言之，孕期用药影响胎儿发育，必须引起重视。如果非用药不可时，应在医师指导下，尽量少用或合理地选择用药。

(5) 尽量避免各种致畸因素的影响

① 孕妇吸烟不仅会影响自身健康，而且会直接影响胎儿的发育。烟草中有 20 多种有毒物质。其中，尼古丁的毒性最大，可以通过胎盘直接进到胎儿体内，使胚胎发育缓慢，引起畸形、流产及先天性心脏病等问题；由于胎儿的肝脏解毒能力差，烟雾对胎儿的肝脏也有损害；胎儿的大脑受到烟中有毒物质的毒害，会导致智力发育迟缓，甚至死亡。据统计，每天吸烟 10 支左右的孕妇，发生畸形儿的危险就增加 10%；每天吸烟超过 30 支，则畸形儿发生率可增加到 90%。另外，由于别人吸烟而致孕妇被动吸入的烟雾对胎儿一样也是有害的。

② 孕妇大量饮酒不仅能引起慢性酒精中毒性肝炎、肝硬化，还会造成子女智力低下。酒精对生殖细胞有不良作用，使受精卵质量下降、发育畸形。此时受孕，孩子出生后可引起“酒精中毒综合征”，出现体重轻、中枢神经发育障碍，还可能有小头畸形、前额突起、眼裂小、斜视、鼻梁短、鼻孔朝天、上口唇内收、扇风耳等怪面容，甚至还有心脏及四肢畸形等问

题。酗酒的妇女所生婴儿畸形危险性比不饮酒妇女高 2 倍。为了孩子的健康，孕妇不宜饮酒，更不能酗酒。

③ 孕期要避免接触放射线，尤其是前 3 个月内。因为，胎儿越在妊娠早期对射线越敏感，因此受害也越重。放射线可引起胎儿畸形，如无脑儿、脊椎裂、唇裂、腭裂。所以，怀孕 6 周以前要绝对禁止射线照射。孕妇还要严防辐射伤害：手机辐射和电脑辐射虽然尚无证据证明对身体有害，但是为了减少对胎儿发育的干扰，还是少碰为妙。

（6）减少有害物质接触

① 妊娠期间由于体内内分泌功能改变，孕妇面部会出现色素斑。为了增加面部美，孕妇常用一些化妆品打扮自己。但医学研究证明：绝大部分化妆品都是由化学物质制成的，妇女在妊娠期皮肤尤为敏感。如果使用过多的化妆品会刺激皮肤引起变态反应，化妆品中的有害物质还会通过母体皮肤吸收后间接危害胎儿。例如，染发剂化学冷烫精不仅易使母体产生变态反应，而且还会影响胎儿的正常生长发育。孕妇涂口红后，有些有害物质就会吸附在嘴唇上并随唾液或呼吸进入体内，使胎儿受害。所以妊娠期间最好不使用化妆品，如果使用应以淡雅为宜。

② 孕妇不宜饮用含有咖啡因的饮料。由于妊娠期间妇女的清除能力降低，饮料中的咖啡因会在母体中积蓄。积蓄的咖啡因通过胎盘被吸收，会影响胎儿的正常发育，导致胎儿体重减轻。此外，茶叶中含有的鞣质，它能与铁结合，影响铁在肠内的吸收，诱发或加重孕妇的缺铁性贫血。所以妊娠期妇女一定要克服饮茶、咖啡、可可的习惯，力求少饮或不饮。

（7）孕期节制夫妻性生活

妊娠期间要注意节制夫妻性生活。孕期性生活亦是影响胎儿生长环境的一个危险因素。在妊娠早期 3 个月内要绝对避免性生活，以免子宫收缩引起流产。为了防止早产和胎盘剥离、出血危及母子生命，妊娠后期 3 个月内要禁止过性生活，以保证一个健康、聪明的小天使的出生。

我们民间称怀孕为“害喜”，之所以用这个“害”字，是因为在漫长的怀孕过程中常会反复出现一些令人不适的孕期反应，干扰准妈妈们正常的食欲、睡眠等，甚至造成流产或者其他的妊娠并发症。下面介绍一些对于这些不良反应的处理办法：

① 消化道症状：孕早期遇烧心、恶心者，可给予维生素 B_6、苯巴比妥等；对消化不良者给予维生素 B_1 10 毫克、酵母片 2～3 片及胃蛋白酶合剂 10 毫升，每天 3 次口服；也可服用开胃健脾理气的中药。

② 下肢肌肉痉挛：常发生于小腿腓肠肌部，于妊娠后期多见，常于夜间发作。痉挛发作时，将腿伸直使腓肠肌紧张，并予局部按摩，痉挛可以迅速缓解；也可服用钙片 2 片、鱼肝油丸 1 丸、维生素 E 5～10 毫克，每天 3 次。

③ 便秘：妊娠期肠蠕动及肠张力减弱，且运动量减少，容易出现便秘。由于子宫及胎先露部的压迫，也会感到排便困难。应养成排便习惯，多吃含纤维素多的蔬菜、水果，必要时口服缓泻剂，如口服双醋酚汀 5～10 毫克或果导片1～2 片，或用开塞露、甘油栓，但禁用剧泻剂，以免引起流产及早产。

④ 下肢及外阴静脉曲张：静脉曲张可因妊娠次数增多而加重。妊娠后期应尽量避免长时间站立，下肢可绑以弹性绷带，晚间睡眠时适当垫高下肢以利静脉回流。分娩时应防止外阴部曲张的静脉破裂。

⑤ 腰背痛：妊娠期关节韧带松弛，子宫增大向前突出，重心必向后移，腰椎向前突，背伸肌持续紧张，故有轻微腰背痛。腰背痛明显者，应及时查找原因，按病因治疗。必要时卧床休息及服止痛药。

⑥ 贫血：孕妇妊娠后半期对铁的需要量增多，单靠饮食补充不够，应给予铁剂，如硫酸亚铁口服以防贫血。已发生贫血时，应查明原因。缺铁性贫血最为常见，治疗时给予硫酸亚铁和维生素 C 以及钙片口服。

⑦ 痔：于妊娠晚期多见或明显加重。系因腹压增高和增大子宫的压迫，使痔静脉回流受阻及压力增高而致痔静脉曲张所致。应多吃蔬菜，少吃辛辣

食物，必要时服缓泻剂纠正便秘。若痔已脱出，可以手法还纳。痔疮症状于分娩后可减轻或自行消失。

⑧ 下肢水肿：孕妇于妊娠后期多有轻度下肢水肿，经休息后消退，属正常现象。若水肿明显，经休息后不消退，应想到妊娠高血压综合征及其他合并症，应针对病因治疗。此外，睡眠时取侧卧位，下肢稍垫高，水肿多可减轻。

⑨ 失眠：必要时给予镇静安眠药物，如利眠宁 10～20 毫克或地西泮 10 毫克，睡前口服。

⑩ 仰卧位低血压综合征：于妊娠末期，孕妇较长时间取仰卧位时，巨大的子宫压迫下腔静脉，使回心血量及心排血量减少，出现低血压。改为侧卧位后，使下腔静脉血流通畅，血压可随之恢复正常。

3. 学会和聪明的腹中小精灵说话

当准备怀孕的夫妇听说自己即将要当父母后，头一个反应一定是兴奋和喜悦，但是千万不要让喜讯冲昏了头脑，我们的小胚胎是很娇嫩的，要保护好它们哦！

当受精卵移入子宫着床后，通过继续分裂增殖形成胚胎后，各器官开始分化、形成，胎盘、羊水也在逐渐形成。胚胎各器官发育的大致时间基本上遵循着从头到脚的顺序：

脑的发育：在受孕后的 2～11 周；眼的发育：在受孕后的 3～7 周；心脏的发育：在受孕后的 3～7 周；牙齿的发育：在受孕后的 6～10 周；四肢的发育：在受孕后的 4～8 周；耳朵的发育：在受孕后的 7～12 周；口唇的发育：在受孕后的 5～6 周；上下腭的发育：在受孕后的 10～12 周；腹腔脏器的发育：在受孕后的 9～10 周（注：妊娠周数为停经周数减 2）。到了 3 个月末期，胚胎已长成 9 厘米长，20 克重，初具人形的胎儿了，一些主要的内脏器官也初具“规格”，在这个时期，细胞有丝分裂活跃，极易受各种理化因素影响，是致畸的敏感期。有实验证明：妊娠 4 周左右是致畸的最高度敏感期，第 55～第 60 天以后，敏感性很快下降，若胚胎在 6～8 周前受到致畸因素作用，容易发生中枢神经系统缺陷（大脑发育不全、小儿畸形、脊柱裂、脑积水等）、心脏畸形、肢体畸形、眼部畸形、唇裂等。如果在孕 8～12 周受损害，则易发生耳畸形、腭裂、腹部畸形等。

现代医学研究表明，子宫内胎儿活动的差异能预示出生后婴儿活动能力的强弱。在正常情况下，胎儿时期活动能力强的婴儿，出生 6 个月以后，要比胎儿时期活动能力差的婴儿肢体发育更快。从第 7 个孕周开始，胎儿就有眯眼、吮指头、握拳、伸展四肢、转身、翻筋斗等活动了；第 16 周以后，准妈妈们可以感觉到胎动；而第 20 周后，胎儿在医师检查胎心时，还经常会跟探头捉迷藏。这些都表明，胎儿能感受到外界的刺激，并会做出不同的反应。准妈妈按摩腹部的动作，也能影响到宝宝，让他在肚子里“做运动”。具体方法是：准妈妈仰卧后，尽量让腹部放松，然后双手捧抚胎儿，用手指轻压轻起。开始时，有的胎儿能立即做出反应，有的则要过一阵，甚至几天后再做时才有反应。如果此时胎儿不高兴，他会用力挣脱或蹬腿反对，碰到这种情况，就应马上停止。过几天，只要胎儿对妈妈的手法习惯了，手一按压抚摸，他就会主动迎合要求玩耍了。

需要注意的是，帮胎儿做体操应该定时，比较理想的时间是在傍晚胎动频繁时，也可以在夜晚 10 点左右。不可太晚，以免胎儿兴奋起来，手舞足蹈，使妈妈久久不能入睡。每次体操的时间也不可过长，5～10 分钟为宜。有早期宫缩者不宜采用这种办法。

妊娠期间适时适度地对胎儿进行教育和训练，有利于孩子的后天发育，这是早期教育的良好起步。胎儿在第 4 周时神经系统开始形成，第 8 周时大脑皮质开始出现，24 周以上的胎儿大脑发育已接近成人。此时胎儿在母体中已经有完整的听觉、触觉，能对环境条件的刺激做出反应。胎儿在母腹中能接受“教育”，进行“学习”，并形成最初的“记忆”，具备了接受教育的条件。孕妇应不失时机地调适情绪，经常聆听优美的音乐，用委婉的音调给胎儿唱歌、朗诵诗歌散文等，形成良好的应激反应，维护母子的生理心理健康，使人的精神因素在胎儿时期就得到优化和美化。这有利于胎儿的大脑发育、智力发育、身体发育，为培养德智体美全面发展的人才打下良好的基础。我们的腹中小精灵是很聪明的，也很敏感，虽然它们不能说话，可是它们可以感知外界的声、光、电的变化，也能感知母亲的情绪。所以，我们的准妈妈们一定要保持良好的心态和情绪，多与小精灵们交流，准爸爸们也要多体贴多照顾，不要惹准妈妈们生气伤心哦！

在孕期 40 周的漫长等待过程中，不可能都是一帆风顺。虽然妊娠是一个生理过程，但是它毕竟是对准妈妈身体情况的一次“考试”。在考试过程中能考 100 分的准妈妈毕竟只是少数，大家多多少少都会有一些问题。及时地发现和处理这些问题，对于准妈妈和小宝宝都非常重要，因此定期到医院接受产前检查，学习必要的孕期保健知识，应该成为准妈妈们的“必修课”，这样就有可能争取做“100 分妈妈”和顺利娩出“100 分宝宝”。

❊ 十、百毒不侵的秘诀

1. 门户保卫战（外阴阴道炎症）

外阴和阴道是女性生殖系统的门户。外阴和阴道的感染不仅危及其自身的健康，还可以波及宫颈、宫腔、输卵管和盆腔等。因此防止外阴和阴道感染这个门户保卫战，对于女性来说是非常重要的，就像一个国家的边防一样的重要。那么外阴和阴道常见的炎症主要有哪些？简单地说，主要有念珠菌阴道炎（俗称霉菌性阴道炎）、滴虫阴道炎、细菌性阴道炎和老年性阴道炎（又称萎缩性阴道炎）等，还有一些与性病相关的炎症。

说了这么多，有些读者可能早已不耐烦了，因为有这么多的各种各样的阴道炎，如何才能记住？作为一个普通的公众，你没有必要记住这些医学名词，但是你必须了解一些相关的健康常识，不然你可能在“自找麻烦”！看看下面这些“自找麻烦”的人是如何做的。

案例1　患者问：“医师！我得了阴道炎，我已经到药店买了很多消炎药吃了，为什么不见好，却越来越严重了？我是不是得癌症了？”医师回答道：“你得的是念珠菌阴道炎，这个病你越是多用消炎药，就越是严重，因为真菌需要专门消灭真菌的抗真菌药物来治疗，用了消炎药不但没有杀死真菌，却杀死了阴道内和真菌对抗的有益菌，比如乳酸杆菌，这样不就是火上浇油了？我要特别提醒你：不要什么病都用消炎药，这样滥用消炎药不仅会加重你的霉菌性阴道炎，还可能导致细菌对消炎药产生抵抗力，从而诱导出超级的、可怕的、消炎药很难杀死的细菌出来，人一旦感染了这种细菌，一定会有生命危险的!”

案例 2　患者问:“医师！我的滴虫阴道炎怎么治了 5 年都不能断根，总是治不彻底?”医师回答：“在现代城市生活的女性，滴虫阴道炎一般是通过性交传播的，也可以通过被滴虫污染的内裤传播。你用的药是正确的，用的方法也是正确的，但是你却忽视了一个非常重要的问题，那就是你没有杜绝让滴虫再次进入你的体内。要守护好这个门户、关口。为此，你必须做到 3 点：一是你的丈夫需要到男性科看病，并且需要口服药物治疗，治疗后也需要复查是否已经治愈；二是你的所有内裤都需要高温消毒处理或在强阳光下暴晒，以杀死内裤里面的滴虫；所有和内裤接触的物品，比如洗衣机、便盆、马桶等也需要消毒处理（可以用热水烫的方法)，以免上面的滴虫再次传播；三是如果你家中还有其他女性，并且你们的衣服是放在一起洗的，她们也需要检查是否已经患有滴虫阴道炎（很多人感染了滴虫却毫无症状)。需要特别强调的是，如果你的女儿还很小，她也需要检查，并且她的衣服也需要消毒处理，因为你也可能把滴虫通过间接传染的方式传播给她!”

案例 3　患者问:“医师！我是个非常爱洁净的人，每天都用药水洗外阴、用护理液冲洗阴道，甚至和丈夫都较少同房，就怕感染疾病，为什么我还是经常感染阴道霉菌病呢?”医师回答说：“首先我要给你普及一下医学常识：在正常情况下，阴道内平日里就有很多细菌，有很多的细菌是正常的！这些细菌按照一定的比例组成了阴道内一个细菌群体，就是我们通常说的阴道菌群。这个菌群的比例和种类是否正常，直接关系到阴道的健康。如果在没有病的情况下，你经常用护理液冲洗阴道，就人为地破坏了这个正常菌群，就像我们人类现在正在不断地破坏我们的自然环境一样，你破坏了你阴道内的生态平衡。一旦阴道内的生态平衡被破坏了，阴道内就可能长出真菌。因此，我们反对使用所谓的‘护理液’冲洗阴道。这是一个错误的做法！另外，希望你以后来看病时，不要自己乱向阴道内放药，这样不仅导致我们无法正确化验白带，也违反了‘先明确诊断再治疗’的基本常识!”

最后，还要指出的是，对女性外阴阴道炎症的治疗，很多时候需要男性伴侣的配合，比如，感染期间不要同房、平时同房前男性要用水清洗阴茎等注意事项，都是需要大家注意的。

2. 娇嫩的宫颈（宫颈炎）

（1）话说宫颈炎

平时，老百姓说的宫颈炎，主要是指宫颈糜烂。实际上，宫颈糜烂只是一个状态，它可能是我们日常生活中讲的“宫颈炎”，也可能是宫颈癌前病变（CIN）或宫颈癌的表现。说到这里，聪明的女性朋友可能已经明白了问题的关键：不要随便把宫颈糜烂说成是宫颈炎，因为它有可能是危险的癌前病变或癌！此时，我不禁想起了一个“可怜”的宫颈癌患者，那是4年前的事。39岁的她因为白带多、同房出血到一个诊所看病，在做妇科检查时，医师发现宫颈糜烂，准备给她用微波治疗；但又发现她的宫颈防癌检查结果不正常，于是这个医师就告诉她：要再到省城的大医院去看看，如果明确了没有宫颈癌，才能给她做宫颈糜烂治疗。不幸的是，她是个中学教师，平时上课非常忙，从她住的农村到省城可能需要几天时间才能够往返。所以，她就请求那个医师给她做了宫颈微波治疗，她还说“我不可能这么倒霉吧，我不可能得宫颈癌的”。2个月后，她因为阴道流血来到医院看病时，果真被确诊为宫颈癌。由于接受了微波治疗，进一步加速了癌细胞的扩散，癌细胞已经侵犯到了阴道口和尿道口，成为晚期宫颈癌了。不到1年，她竟然因为宫颈癌去世。从这个病例，我们得出了2个教训：一是宫颈糜烂也可能是宫颈癌；二是治疗宫颈炎（糜烂）之前，一定要排除宫颈癌及癌前病变。

人们平时说的宫颈炎（除宫颈癌及癌前病变外）会有哪些表现呢？宫

颈炎主要包括宫颈管炎、宫颈糜烂、宫颈息肉、宫颈囊肿、宫颈肥大 5 种类型。对于宫颈管炎，主要在医师的指导下用抗生素治疗。目前对宫颈糜烂的治疗已有较大进展。很多女性认为宫颈糜烂需要早期治疗和保护，其实目前认为，如果没有症状，排除了宫颈癌及癌前病变，一般不需要对宫颈糜烂作治疗，只需要定期行宫颈防癌检查就行。对宫颈息肉一般需要做手术切除，特别要将被切除下来的息肉送病理科检查，以排除恶性病变。在现实生活中很多患者把切除的息肉丢掉了，而不是送去做病理学诊断检查。这是非常错误和危险的，因为一旦息肉有癌变，其后果不堪设想。如果仅有宫颈囊肿，宫颈防癌检查正常的话，一般是不需要做任何治疗的，除非囊肿很大才需要手术治疗，一般行电切术。对宫颈肥大，一般不需要做特殊治疗，目前也没有特效的治疗方法。

（2）宫颈炎的误区

① 很多女性经常口服抗生素或到医院打针消炎，以治疗宫颈糜烂，这样做行吗？答案：这是非常错误的！因为宫颈糜烂不是由细菌炎症导致的。

② 还没有生育的女性，患宫颈糜烂后用微波治疗有影响吗？答案：一般不建议做微波等物理治疗，因为这样可能导致宫颈外口因治疗而产生瘢痕，使宫颈口变得狭小，影响精子通过而诱发不孕，或者导致分娩时宫颈扩张困难而难产。如果因特殊情况需要治疗，可采用宫颈高能聚焦超声治疗，因为这种治疗一般不产生瘢痕，对宫颈的弹性等影响不大。

③ 宫颈囊肿会癌变吗？答案：宫颈囊肿不像卵巢囊肿，一般不会癌变。如果宫颈防癌检查没有问题，宫颈囊肿一般是不需要治疗的。

（3）保持良好的生活习惯，远离宫颈炎

① 不过早开始性生活是有效预防宫颈炎的关键。青春期宫颈的鳞状上皮尚未发育成熟，性生活容易使鳞状细胞脱落而造成慢性宫颈炎。

② 避免不洁性生活：不洁性生活易带入各种病原体，而诱发慢性宫颈炎甚至宫颈癌。另外，男性戴避孕套性生活对女性的宫颈是有保护作用的。

③ 注意外阴及阴道清洁：在分娩、流产、宫颈物理治疗术后应预防感染，短期内应避免性生活。

④ 避免过早、过多、过频的生育和流产。分娩和流产都会造成宫颈损伤，从而为细菌的侵入提供了机会。

⑤ 保持外阴清洁，勤换内裤，宜选用纯棉质内裤。

3．女性健康杀手（盆腔炎）

盆腔炎是女性常见病，尤其是慢性盆腔炎，是女性健康常见的杀手。这个杀手还非常“缠绵”，药物治疗效果常常不好，即使症状好转，其效果也很难维持，停药一段时间后又有反复，甚至更为严重，很难根治。

何谓“盆腔炎”？盆腔炎是怎样形成的呢？

盆腔炎是指发生在女性内生殖器及其周围结缔组织、盆腔腹膜的炎症。这个炎症可局限于盆腔的某一个部位，也可以在几个部位同时发生。平时我们经常听医师说的“附件炎”，这实际上就是输卵管和卵巢的炎症，是盆腔炎的一种。根据发病的轻重缓急，盆腔炎又可分为急性和慢性（又称盆腔炎性疾病后遗症）两种。急性盆腔炎发作较急，下腹痛明显，白带多而且脓性分泌物有异味。病情严重时可能出现发热和寒战；有腹膜炎时出现恶心、腹胀、呕吐、腹泻等；有脓肿形成时，可有下腹包块及局部压迫刺激症状，出现尿频、尿急、尿痛或者腹泻。多数时候慢性盆腔炎症状不典型，有时候就只是低热和容易疲劳，部分患者由于病程长而出现神经衰弱症状：失眠、精神不振，没有原因的浑身不自在；或者反复出现腰酸、肚子胀，劳累、性交后和月经前后会加重。因为盆腔炎会有这些特有的体征，所以妇科检查在盆腔炎诊断中是特别重要的。

在临床中我们发现，处女和老年妇女很少患盆腔炎，因此可以推断盆腔炎很大程度上和性生活有关。在美国，约有一半盆腔炎患者和性传播疾病有关，所以在对盆腔炎的诊断中要重视对男性伴侣的检查和治疗。说到这里，很多患有盆腔炎的女性可能要回家找自己的老公算账了。在此要提醒大家：鼓励男性伴侣检查是正确的、必要的，但不是所有的盆腔炎都和男性伴侣有关，女性的身体抵抗力下降、存在容易感染盆腔炎的因素等也可导致盆腔炎的发生。总之，洁身自好对男女双方均有益。发生盆腔炎时，鼓励医师给自己做性病相关检查是非常明智的，这比没有发现本来存在的性病要好得多。

盆腔炎和哪些因素有关呢？下面几个都是它的最亲密的“粉丝”。

① 妇科手术：行人工流产术、放环或取环手术、输卵管通液术、输卵管造影术、子宫内膜息肉摘除术，或黏膜下子宫肌瘤摘除术时，如果消毒不严格或原有生殖系统慢性炎症，有可能引起术后感染。也有的患者手术后不注意个人卫生，或术后不遵守医嘱有性生活，同样可以使细菌上行感染，引起盆腔炎。

② 分娩或流产：患者产后或小产后体质虚弱，宫颈口经过扩张尚未很好地关闭，此时阴道、宫颈中存在的细菌有可能上行感染盆腔；如果宫腔内尚有胎盘、胎膜残留，则感染的机会更大。

③ 月经：月经期间子宫内膜剥脱，宫腔内血窦开放，并有凝血块存在，这是细菌滋生的良好条件。如果在月经期间不注意卫生，使用卫生标准不合格的卫生巾或卫生纸，或有性生活，就会给细菌提供逆行感染的机会，导致盆腔炎。

④ 邻近器官的炎症：最常见的是发生阑尾炎、腹膜炎时，由于它们与女性内生殖器官毗邻，炎症可以通过直接蔓延，引起女性盆腔炎症。因此，应及时治疗阑尾炎，以免炎症扩散到女性生殖器官而导致日后不孕。

一般急性盆腔炎，如果在发病 48 小时内得到有效治疗，则很少会演变为慢性盆腔炎（即盆腔炎后遗症）。慢性盆腔炎多表现为双侧输卵管炎，久而久之使输卵管的开口，特别是接受卵子的那一端（称之为伞端）部分或全部闭锁，也可使输卵管内层黏膜因炎症粘连，使管腔变窄或闭锁。这样，使卵子、精子或受精卵的通行发生障碍，导致不孕。

人们常说“三分治疗，七分护理”，盆腔炎也不例外，为了不让炎症迷上我们的盆腔，我们应注意以下八大事项：

① 注意个人卫生，杜绝各种感染途径，保持会阴部清洁、干燥，每晚用温水清洗外阴，做到专人专盆，切不可用手掏洗阴道内。还有患有盆腔炎时白带量多、质黏稠，所以要勤换内裤，不穿紧身、化纤质地内裤。

② 敏感时期忌性生活。月经期、人流术后，及上、取环等妇科手术后阴道有流血，一定要禁止性生活，禁止游泳、盆浴、洗桑拿浴，要勤换卫生巾，因为此时机体抵抗力下降，致病菌易乘虚而入，造成感染。

③ 发热患者，在退热时一般出汗较多，要注意保暖，保持身体干燥；出汗后给予更换衣裤，避免吹空调或直吹对流风。盆腔炎患者要保持大便通畅。

④ 注意自我检查，早发现、早治疗。要注意观察白带的量、质、色、味。白带量多、色黄质稠、有臭秽味者，说明病情较重；若白带由黄转白（或浅黄），量由多变少，味趋于正常（微酸味）者，说明病情有所好转。

⑤ 被诊为急性或亚急性盆腔炎患者，一定要遵医嘱积极配合治疗。患者一定要卧床休息或取半卧位，以利炎症局限化和分泌物的排出。

⑥ 规范合理用药。一般对盆腔炎的治疗疗程需要 2 周时间，不能治疗后好转就擅自停药，这样容易导致盆腔炎治疗不彻底。有些患者因稍感不适，就自服抗生素，长期服用可能出现阴道内菌群紊乱，而引起念珠菌阴道炎。

⑦ 盆腔炎患者，特别是急性盆腔炎患者不能过性生活，否则会加重病情。

⑧ 做好避孕工作，尽量减少因人工流产术引起的感染；人工流产前一定要化验白带，以免把阴道内的感染带到盆腔；及时治疗经期过长等病症，

以减少盆腔炎发生的机会。

4. 性病知多少（我国 8 种性病）

（1）我国法定的性病有哪些

在我国有 8 种法定的性病，这些是医院必须上报国家需要监控的疾病。因为这些疾病的传染性与公共卫生和健康危害性较大，所以我国的法律将其规定为法定性病范围。这些法定的性病包括：梅毒、淋病、生殖器疱疹、非淋菌性尿道炎、尖锐湿疣、软下疳、性病性淋巴肉芽肿和艾滋病 8 种。

（2）我国法定性病等于性传播疾病吗

小琼前天因为阴部瘙痒到妇科看病，医师给她做了妇科检查和白带化验之后，告诉她患了“霉菌性阴道炎”，并且给她开了药，同时告诉她也要给她丈夫同时治疗，因为这个病可以通过性交传播，也就是说是性传播疾病。小琼当即非常生气，回到家中和丈夫理论，怀疑丈夫在外面拈花惹草染了性病。其实，小琼错了。霉菌性阴道炎就是医学上讲的念珠菌阴道炎，可以通过性生活传播，但是还可以通过其他途径和原因传播，比如口服消炎药后，可以导致阴道内菌群比例失衡，而发生霉菌性阴道炎，处女也可出现霉菌性阴道炎。

性传播疾病不等于我国法定的性病，我国的 8 种性病主要是通过性传播的，但是也存在非性交传播途径，如被患者的血液和身体排泄物污染而得病的。当然，法定性病的主要传播途径还是性生活途径传播的。法定性病都可以通过性传播，所以都是性传播疾病，但是性传播疾病除了包括性病外，还包括了其他相当多的疾病，如乙型病毒性肝炎、滴虫阴道炎、念珠菌阴道炎、阴虱等。

5. 性病之首（淋病）

淋病“荣登”性病榜首，是因为它发病率最高。需要特别强调的是，由于男性感染淋病后症状非常典型和明显，大多出现严重的尿痛和尿道流脓，因此患者会主动去医院就诊。由于男性淋病患者往往能够早期诊断和治疗，所以很少被延误治疗，治疗效果往往很好。而60%～80%的女性在感染淋病之后没有典型的疾病表现，所以很难被早期诊断，故导致延误治疗的患者很多。延误治疗导致淋病性盆腔炎等并发症的发生概率很高。女性患者、妇科医师和性病科医师都有必要认识到这一点，不典型的淋病多数是需要借助实验室检查和化验才能诊断的。如果怀疑自己感染上了淋病，应该主动建议和鼓励医师给自己做有关淋病的检查，千万不要认为医师给自己检查性病是对自己的不尊重、不信任。在美国的妇科门诊，淋病检查和衣原体检查是常规的检查项目。当然，因为经济和医疗保险的限制，目前在国内还做不到这一点。

女性淋病典型的症状是淋病性尿道炎和淋病性阴道炎、宫颈炎症状。主要是尿痛、血尿、尿道流脓、脓性白带等，如不及时治疗，可导致淋病性盆腔炎而出现下腹痛、发热，严重者出现盆腔脓肿等，甚至引发死亡。

说到淋病性盆腔炎，我不禁想起我的一个年轻患者。她 19 岁，因为未婚先孕悄悄到一个诊所要求行人流手术。按照规定，人流手术之前是一定要做白带化验的，这个白带化验包括淋病化验在内。但是在小诊所打着“多少钱包干手术”的旗号来吸引患者，所以“一切从简”——简单到连白带化验也免了！结果人流手术 1 天后，这个患者就出现下腹痛和寒战发热，第 2 天因为高热不退来到我院门诊检查，化验白带时在显微镜下见到了典型的淋病病原菌——淋病奈瑟菌。因为人流手术，本来还只是侵入了阴道的淋病奈瑟菌迅速地蔓延到了整个盆腔，侵入子宫腔、输卵管和卵巢，最终发展为盆腔脓肿；虽然最终转危为安，但是留下了盆腔脓肿后遗症。这种后遗症往往会导致患者日后不孕。说到这儿，我就想起很多妇女在人流手术前不重视做白带化验，甚至拒绝医师化验白带的要求，这是非常不科学和危险的！

6. 避孕套避不了的性病（尖锐湿疣）

作为妇科医师，我发现很多女性患者对避孕套预防性病的原理并不了解，以为避孕套可以阻止任何性病的传染，这点是非常错误的。即使是非常正确地使用避孕套，避孕套也不能预防性病中的尖锐湿疣和生殖器疱疹等。道理很简单，因为避孕套不能避免性伴侣之间外阴部的接触，而尖锐湿疣和生殖器疱疹等多数发生在外阴，所以不能被避孕套隔离和保护。另外，有的避孕套的孔径不能够阻止细小的病毒通过，这样也避免不了尖锐湿疣的传播。随着社会的发展，人们对性也开放了，于是性病越来越猖獗。尖锐湿疣在性病中很常见，危害也很大。

患上了尖锐湿疣该怎么办呢？

尖锐湿疣又称生殖器疣，是由人乳头瘤病毒（HPV）感染所致，是最常见的性传播疾病之一。尖锐湿疣好发年龄为16～35岁，以20～34岁者发病率最高，男女均可发病。传播途径主要是性接触。据统计，与尖锐湿疣患者有性接触者中，2/3的人可发生本病。人乳头瘤病毒感染后的潜伏期是0.5～20个月，平均为3个月。就女性患者而言，尖锐湿疣好发于大小阴唇、阴蒂、阴道和子宫颈，至少有20%女性患者的会阴和肛周皮肤易被波及，偶尔发生于腋下、腹股沟、乳房下间隙部位及口腔内等。患者多数有外阴瘙痒、白带增多等症状。尖锐湿疣外观上是乳头状、鸡冠状或融合成菜花状的赘生物，其大小不等，部分融合成片或有斑块状表现。女性一般可通过自我检查发现外阴或肛周的尖锐湿疣，但发生在阴道和子宫颈的人乳头瘤病毒感染较为隐蔽，有的体积小的子宫颈尖锐湿疣，即使在扩阴器下肉眼检查也不易被发现，要用阴道镜检查才能看到。因此，女性一旦出现相关症状或有高危性行为时，应及早去专科就诊，以免延误病情。目前，对尖锐湿疣治疗的主要手段是消除可见的疣体，但是单纯去除疣体不能根治该病，因为侵入体内的人乳头瘤病毒可以迅速地复制复发。治疗人乳头瘤病毒感染则缺乏非常有效的办法，这也是该病易复发的原因之一。当用传统的治疗方法（如CO_2激光或者液氮冷冻等）局部去除疣体后，溃疡周围潜伏的人乳头瘤病毒可使原来皮肤有损害部位再发新的皮损。另外，60%的尖锐湿疣患者尿道内有人乳头瘤病毒潜伏感染，这既可以造成性伴侣人乳头瘤病毒感染，又可以通过自身感染导致尖锐湿疣复发。正因为以上原因，对人乳头瘤病毒感染患者需要进行局部或全身的免疫治疗。

由于目前人乳头瘤病毒感染的复发率仍然较高，患者治疗后定期去医院复查非常必要。大多数与患者发生过性行为的人，可能已有人乳头瘤病毒的亚临床感染，尽管没有发现明显的疣体，也要定期复查，并避免性生活，以防止交叉传染。预防尖锐湿疣的感染或再感染，最根本的方法是防止性乱滥交。另外，为了预防间接感染，应该提倡不要共用毛巾、浴巾、肥皂等，而且不要在公共浴缸中沐浴。目前，从公认的治疗情况看，治疗以后3个月没有复发，以后复发的概率就很小。但是以后仍需注意，因为如果以后和有此类疾病的人发生性接触，仍然有再次被传染的可能，请注意生活检点，以免二次患病。

7. 死神之爱（艾滋病）

艾滋病一开始是由性传播的，因此有人戏称这个病是“爱之滋味之病”。这点部分是正确的，因为艾滋病确实被列为法定的性病和乙类传染病。但从另一个角度分析，说它是“爱之滋味”是不正确的。因为，其一，它往往不是情侣之间的性生活所致，多数是乱和性伴侣发生性行为所致；其二，它在我国很多地区是由于输血和黑市血液交易、吸毒等导致的；其三，患艾滋病的母亲可以通过母乳传染给婴儿。因此，洁身自好和打击黑市血液市场是非常重要的。很多人认为艾滋病是离自己很遥远的事，认为自己身边不可能有艾滋病患者，对自己的性生活泛滥存在侥幸心理，认为自己不可能运气那么差而感染艾滋病。正是因为这些放松的思想，我国目前艾滋病的发病率以30%的速度在上升。

艾滋病病毒简称 HIV，是一种能攻击人体免疫系统的病毒。它把人体免疫系统中最重要的 T 淋巴细胞作为攻击目标，大量吞噬、破坏 T 淋巴细胞（T 淋巴细胞就好像是一个国家的国防军、一个房子的大门），从而破坏人的免疫系统，最终使免疫系统崩溃，使人体因丧失对各种疾病的抵抗能力而发病并死亡。科学家把这种病毒叫做“人类免疫缺陷病毒”。艾滋病病毒在人体内的潜伏期平均为 7 年以上。在发展成艾滋病患者以前外表看上去正常，他们可以没有任何症状地生活和工作很多年。

对艾滋病的诊断和治疗比较复杂，目前艾滋病还是个不治之症，不过经过合理治疗，医学家们已经可以做到控制艾滋病的发展和发病。

预防发生艾滋病仍是问题的关键。关于对艾滋病的预防，在此解答几个问题。

问题 1：准备结婚或怀孕时，夫妻双方是否应该做艾滋病的检查？答案：是的。这样可以避免艾滋病的传播，特别是传播给下一代。

问题 2：听专家说艾滋病病毒是通过人皮肤或黏膜的破损处侵入到人体内的，因此，如果我的生殖器上没有伤口就不会被感染，对吗？答案：不对！因为在性交时，难免你的生殖器上因摩擦而产生非常微小的伤口，这个微小的伤口你甚至毫无察觉，但是它已经足够让一个非常小的艾滋病病毒进入了。

问题 3：和有艾滋病的人只有一次性交，会不会被感染上艾滋病呢？答案：很可能会感染上艾滋病，所以建议你去正规的医院或各地的疾病控制中心接受艾滋病病毒检测，以明确是否已经被感染。

问题 4：如果我生病住院了，需要输血，我怎么知道我接受的血液是否为黑市的血呢？答案：正规的医院是不会去黑市上采购血的。另外，从国家监控的各地中心血站发出来的血袋上有条形码等标识，这种条形码是需要保存在病历资料中的，以备检查。

问题 5：和艾滋病患者握手和拥抱会被传染吗？答案：不会的。患者的病毒主要存在于血液和体液内。握手和拥抱时，我们的手和面部没有伤口，是不会被感染艾滋病的；当然，如果你手上有伤口，还是不要让伤口接触到患者，以免传染。

8．“一夜情”之后的“潜伏”（性病的潜伏期）

甜甜一时糊涂和一个男子发生了“一夜情”，而且没有采取任何保护措施。事后她非常后悔，同时也很担心自己是否被感染了性病。不知所措中她打电话给自己一个学医的朋友，朋友告诉她赶快去妇科检查和咨询。到了医院，医师除了给她做了妇科常规检查和性病相关检查外，还告诉她虽然现在还没有发现感染性病的证据，但是还不能完全排除感染了性病的可能。因为性病感染有“窗口期”和“潜伏期”。看出了甜甜的迷惑不解，妇科专家给她做了细心的解释：

① 窗口期：普通的检测是检查病毒在人体内产生的抗体，而不是病毒本身。从艾滋病病毒进入人体，到病毒在血液中产生足够量的能被检测出的抗体是需要一段时间的，这段时间就被称为“窗口期”。在窗口期里，虽检测不到艾滋病病毒抗体，但是由于体内已有艾滋病病毒，因此处于“窗口期”的感染者同样具有传染性。又由于不能检测到病毒抗体而不被发现，所以这样的患者更加危险。有些人因为输血而感染了艾滋病就是因为“窗口期”。因为目前各地中心血站检测艾滋病感染的方法仍然是检测艾滋病病毒抗体而不是直接检测病毒的。不过，现代医学已经可以把直接检测艾滋病病毒作为检测手段，来克服这个“窗口期”的难题，只是尚未普及，不能在临床实践中大规模地运用。

② 潜伏期：从病原体侵入人体，到开始出现临床症状为止的这一段时间，称为潜伏期。例如，在被病原体感染后，逐渐地形成抗体而达到足以引起免疫反应的状态。各种传染病的潜伏期不同，数小时、数天、数月，甚至数年不等。例如，艾滋病的潜伏期是 7～10 年；麻风的潜伏期可达数年；非典型肺炎（SARS）的潜伏期为 3～12 天，通常是 4～5 天；鼠疫的潜伏期为 2～7 天。潜伏期由于个体差异及感染的各项条件可能多少有些差别，但根据病原体的种类大体是一定的。在这段时间，病原体不仅在体内进行繁殖，并且还能进行蔓延及发挥损伤作用，具有传染性。一般性病潜伏期较短，症状在局部，有特异性的实验室诊断，结合临床表现，可以做出明确的诊断。过了潜伏期没有临床症状及体征，说明没有感染性病（艾滋病病毒携带者除外），但不排除个体差异。

③ 法定性病的潜伏期：尖锐湿疣潜伏期因人而异，有些人的潜伏期短，有些人的潜伏期则较长，尖锐湿疣的潜伏期最短者 3～4 周，平均 2.8 个月，一般 3 个月左右。生殖器疱疹潜伏期 2～20 天，平均6 天。梅毒潜伏期 9～90 天，平均 3～4 周，第Ⅰ期 3 个月之内，第Ⅱ期 3 个月～2 年，第Ⅲ期 2 年以后。非淋菌性尿道（宫颈）炎潜伏期 2～7 天。淋病潜伏期 2～10 天，平均 3～5 天。性病淋巴肉芽肿潜伏期 7～12 天，平均 10 天，即可出现症状。软下疳潜伏期一般 2～3 天。艾滋病平均潜伏期 7～10 年。

④ 对性病的诊断：自己或性伴侣有不洁性生活史的，应该到正规医院接受检查，不提倡到不规范的医院就诊，因为这样可能导致治疗不规范和失败，同时要主动告诉医师你的真实病史。特别提醒的是：大人有性病时，要提防间接传染给婴幼儿和儿童，要做好消毒和隔离工作，具体可以咨询医师。

十一、成年女性的常见病

1. 女人体内的“非法移民”(子宫内膜异位症)

(1) 子宫内膜为何爱当“非法移民”

众所周知，有人因为要上别的国家去而又不能合法过去的时候，常常采取非法移民方式，做了偷渡客。为何子宫内膜也爱当非法移民呢?

在正常情况下，子宫内膜应该分布于子宫腔的表面，并受卵巢激素的影响发生周期性的脱落，出现阴道周期性流血，从而产生月经。然而，由于某些原因，子宫内膜也做了“偷渡客”离开了子宫腔，而进入盆腔、腹腔或出现在身体其他的一些部位，并在该处随遇而安地种植生长下来。这种情况被称为子宫内膜异位症。子宫内膜异位症虽然是一种良性病变，但却是妇科最复杂的疾病之一。子宫内膜具有向远处转移及种植的能力，可以说是人体内最富有“移民”倾向的一种组织，总想到自己领土以外的地方建立“定居点”，其异位部位非常广泛，多发生在盆腔脏器，最常见的部位是卵巢，其次为子宫韧带、子宫直肠凹陷，少数出现在阴道直肠隔、膀胱、输尿管，但也有出现在胸膜、肺脏、脐部、四肢、肌肉、脑膜、心包、乳腺、淋巴结等处，甚至手、臂、大腿处也有它的踪影，但极罕见，有时甚至出现在腹部手术的瘢痕内 (剖宫产术后)。可谓是无孔不入、防不胜防。

近年来，子宫内膜异位症的发病率，由于剖宫产手术率的大幅增加以及生活节奏的加快，呈现出逐年上升的趋势，因此又被一些专家称为现代病。妇科专家表示，子宫内膜异位对女性伤害很大，须警惕。

（2）何为子宫内膜异位症

子宫内膜异位症是一个病因复杂的疾病，医学上关于子宫内膜异位的病因一直都在探讨，虽未找出其最终原因，但也取得了新的研究进展。目前医学界认为，此病是由多种病因综合所致。

（3）千差万别的临床症状

侯女士，大便带血半年，按痔疮治疗很长时间不见好转，有时不吃药反而会自动消失。

魏女士，鼻黏膜反复出血 3 个月余，有时连着好几天每天都有鼻出血，出血量也不多。

刘女士，经常性下腹痛半年余，开始以为是受凉，可令人奇怪的是每个月都要痛几天。

以上 3 位患者虽然症状各异，却有一个共同点，那就是在月经期加重。最后经妇科专家确诊，原来她们患的都是子宫内膜异位症。这 3 位患者既然患的是同一种疾病，可她们的症状为何却风马牛不相及？

原来，虽然子宫内膜跑到了子宫外面，种植在其他的器官或组织上，但“移民”后的它们非常奇妙，仍会像正常部位的子宫内膜一样，回应卵巢激素所发出的信号，即到了生理期也会发生周期性的脱落和出血。然而，这些血液不能像子宫内的经血一样，可以通过子宫颈口排出，而是被关在异位的局部不断地积累，引起所在部位的病变，并引起相应的症状。如果血液积存于卵巢内不能排出，月复一月就会形成一个囊肿，其中血液中的水分就会被吸收，浓缩成咖啡色黏液，因此形成很像巧克力的囊肿；若是异位在子宫直肠凹陷及子宫韧带处时，就会有性交痛、肛门坠胀痛及腹泻等症状；内膜异位在肺部或瘢痕处，就会引起咯血，少数患者可出现周期性（月经期）便血、尿急、尿频、血尿、手术瘢痕上包块的疼痛，此为内膜异位侵犯消化道、泌尿道及手术瘢痕等所引起。这就是子宫内膜异位症患者的临床症状千差万别的原因所在。

虽然子宫内膜异位有千差万别的临床症状，但其主要症状是痛经、不孕和性交疼痛。这 3 个问题深入女性的日常生活，甚至影响婚姻质量，不可小觑。年轻女性，假如痛经很厉害，或月经异常，那么就应该有所警惕，该检查一下是不是由子宫内膜异位引起的，因为这种病就像青春痘一样，防不胜防。当然，虽然其病因不是非常明了，注意下述的情况可能减少其发生：女性月经期一定要杜绝性生活；要注意自身保暖，避免受寒着凉；月经期间，避免激烈体育运动及重体力劳动；女孩子青春期要避免受惊吓，以免导致闭经；月经期要学会控制情绪，不要生闷气，否则会导致内分泌失调；随时调整自己的情绪，保持乐观开朗的心态，使机体免疫系统功能正常。

2. 它在 1/4 女人的体内（子宫肌瘤）

王小姐今年 32 岁了，最近 2 年来，她发现自己的月经量越来越多，并且还总是心悸气喘、容易疲劳。去医院一检查，居然是子宫肌瘤在作怪！因为她的子宫肌瘤较大，并且流血症状明显导致了重度贫血，因此医师建议她做手术治疗。她吓得腿都软了，天性喜欢孩子的她正在积极准备怀孕，现在计划都成泡影了。手术也许会对今后的生育造成负面影响，但如果不手术剔除肌瘤，同样也会面临着不孕或者流产的危险。她想了很多，直到医师详细解释后她才慢慢从恐惧中挣扎出来。由于子宫肌瘤是女性最常见的良性妇科肿瘤，35 岁以后有大于 1/4 的女性都患有子宫肌瘤。因此，广大的女性朋友，有必要正确地认识子宫肌瘤这个常见的“身体伴侣”。

（1）怎么知道子宫肌瘤已经伴随我了

在医学保健越来越受到重视的今天，大部分的子宫肌瘤都可通过超声检查（最常用的是 B 超）发现，也就是说很多子宫肌瘤在被发现时患者还没有任何感觉，这就是医学上讲的“无症状的子宫肌瘤”。当然，有些患者的子宫肌瘤是因为有症状而到医院检查时被发现的。当你出现月经期变长了、月经量变多了的现象时，你要警惕子宫肌瘤的存在。目前除了妇科检查以外，常用的发现子宫肌瘤的检查就是超声检查，对于宫腔内的子宫肌瘤还可以通过宫腔镜检查协助诊断，还有 CT 和磁共振等价格较贵的检查方法可供选择。

（2）要学会与子宫肌瘤“和平共处”

如果你到医院体检，结果发现了一个直径约 3 厘米的子宫肌瘤，而你却连一点症状都没有，你会不会担心子宫肌瘤长大、癌变，甚至怀疑这个肿块不是子宫肌瘤、担心会影响你的生育等。这种担心可能让你寝食不安，非要将它“先处决而后快”!

实际上，你错了！虽然子宫肌瘤的发病率很高，但是大部分子宫肌瘤对女性朋友们的健康都是无害的！因此大部分子宫肌瘤是不需要手术摘除的，只需要定期检查（妇科检查和超声检查），掌握子宫肌瘤的生长情况和它引起的症状。有时口服一些中成药（如宫瘤宁胶囊等）调理身体，也可以在一定程度上抑制肌瘤的生长。因此，发现了子宫肌瘤，如果医师说可以观察，你一定要有良好的心态与“子宫肌瘤和平相处”，按时去医院检查。

（3）有哪些子宫肌瘤需要手术治疗

一个子宫肌瘤患者到医院看病，她当然很害怕做手术治疗！可是有的子宫肌瘤确实需要做手术治疗的。对此，医学上有明确的规定：子宫肌瘤引起月经过多而导致贫血的，这时需要手术治疗；子宫肌瘤直径大于 5 厘米，一般建议手术治疗；如果是多发性的子宫肌瘤，并导致整个子宫的大小比怀孕2个半月还要大，是需要手术的；如果子宫肌瘤长得很快，或者在绝经后还继续长大，则不能排除癌变，应该做手术治疗。

那么，手术是只切除子宫肌瘤、保留子宫，还是直接切除子宫呢？这样的问题不知道在无数的患者大脑中问了多少次，也折磨了无数的子宫肌瘤患者！实际上，一个选择就是权衡利和弊！我们一般会选择利大的一方，也就是说：如果切除子宫对你的利大于切除肌瘤对你的弊，那么我们会建议你切除子宫；反之亦然！一般情况下年轻的、有生育要求的患者，医师会建议你保留子宫，只切除肌瘤；而对于年龄较大、没有生育要求者，医师一般建议其切除子宫。相关手术方式的优缺点也应让患者了解，供选择参考。

① 全部切除子宫的利：根治了子宫肌瘤，没有复发的顾虑了；对于有些子宫肌瘤，切除子宫可能较剥除子宫肌瘤的手术简单些、风险小些、出血少些。

反之，完全切除子宫的弊：丧失了生育能力、没有月经了；对盆腔底部的稳定性有一定的影响，手术后需要休息的时间较长，在阴道内伤口没有完全愈合前（一般要3个月时间）不能性生活；理论上讲可能对性生活有一些影响，但是从我们的临床实践看，很少有患者反映子宫全切术后对性生活有影响。

② 子宫次全切除术，是指只切除了子宫体部，而保留子宫颈部（就是保留了与阴道相连的那部分子宫，医学上叫次全子宫切除，而不是全子宫切除）。子宫次全切除术的好处是：基本上杜绝了子宫肌瘤复发的可能，因为子宫肌瘤绝大部分是长在已经切除的子宫体部，而不是子宫保留下的子宫颈部；这种手术对盆底的稳定性和性生活的影响都很小；手术后恢复到正常工作岗位的时间较子宫全切除的患者要短，一般手术后1个月就恢复了一般劳动强度的工作，而子宫全切除的患者一般要手术后3～6个月才能恢复到正常工作岗位。

子宫次全切除术的不好的方面有：保留的宫颈日后仍有病变的可能，因此需要定期妇科检查；虽然宫颈发生肌瘤的可能性小，但是也有发生的可能；当然，同样也丧失了生育功能，有些患者术后没有月经，有些患者手术后可能有很少量的月经。

③ 只切除子宫肌瘤而保留子宫的手术的好处是：保留了子宫，理论上讲也就是保留了生育功能和月经；维持了盆腔的稳定性，对性生活无明显影响；对于很想保留子宫的女人而言，这样的手术对患者心理是一个很大的安慰。

而只切除子宫肌瘤的手术的不利的方面有：容易复发，特别是本来多发性子宫肌瘤的患者术后更加容易复发；有子宫肌瘤残留的可能；对于年龄较大、又有子宫内膜病变（如功能失调性子宫出血，也叫月经不调）的患者而言，切除了子宫肌瘤后，还需要继续治疗，因此如果只是切除子宫肌瘤，不如切除子宫手术更加有效。

（4）子宫肌瘤是吃出来的吗

也许你觉得这个问题很奇怪，我们吃什么和我们长不长子宫肌瘤有关系吗？答案是“可能有关系”。让我们从子宫肌瘤的病因开始分析一下：子宫肌瘤是不是会发生和长大，在很大程度上取决于女人体内的雌激素水平以及子宫上的肌细胞对雌激素的敏感性；如果体内的雌激素水平过高或者子宫肌细胞对雌激素很敏感，那么这个肌细胞就很可能异常地生长而成为一个子宫肌瘤。所以说：如果你吃的食物中含有雌激素，长期以来你就可能吃出一个子宫肌瘤。

那么，我们如何才能够减少“吃出个子宫肌瘤”的风险呢？

① 现在食物被雌激素污染的机会在增大，有些不法分子甚至使用含有雌激素的饲料来喂养猪、水产品等，如果你长期食用这样的食物，体内的雌激素水平就增加，风险就增大。

② 大豆制品可能含有少量的“植物雌激素”，少量食用一般无大碍，但是如果你嗜好这些食物，可能是不健康的。

③ 对于已经有子宫肌瘤的患者，不宜长期服用避孕药，因为这样的药物中一般都含有雌激素。

④ 绝经后有子宫肌瘤的患者，一般不能采用激素替代治疗，这样会导致子宫肌瘤增大。

（5）不要“诬陷”子宫肌瘤

经常出现这样的现象：一个已经发现有子宫肌瘤的患者，只要出现任何的妇科不适，她都会认为是子宫肌瘤引起的，就认为如果治好了子宫肌瘤，她的病就会好！这是不对的，但是更为可怕的是有些医师可能也有和患者一样的思想。这样的医师在接待患者时，往往把患者的病症归咎于已存在的子宫肌瘤，而导致误诊误治。有个患者，上腹部胀痛已经 3 个月，到医院直接挂了妇科看病，结果发现了在子宫上有一个拳头大的子宫肌瘤，这么大的子宫肌瘤按道理是应该要做手术了，但是患者和医师都忽略了一个问题：“这个子宫肌瘤会引起上腹部胀痛吗?”可想而知，这个患者切除了子宫肌瘤后，她本来的病症一点也没有好转，反而在逐渐加重！随后胃镜发现是胃癌！另一个 45 岁的患者，反复的左侧小腹胀痛半年了，到医院检查发现是多发性子宫肌瘤，不幸的是患者和医师均认为子宫肌瘤是“罪魁祸首”，结果切除了子宫后，左侧小腹胀痛并没有根除，2 个月后经肠镜检查发现是肠癌。这样的患者都因为“诬陷”了子宫肌瘤，而导致真正的“杀手”“逍遥法外”，贻误了治疗！

3．切除子宫就不是女人了吗（子宫保卫战）

原本我认为这个问题根本就不必要回答，因为答案是“人人皆知”的。但是，我错了！这个答案似乎是不清楚的，因为作为一名妇科大夫我不止一次地遇到下列的情况：患者因为子宫肌瘤住院了，准备手术切除子宫，但是诧异的事情发生了——第二天早上到病房查房时，患者不见了，怎么回事？我们赶快联系患者家属，原来是患者的一个朋友告诉患者，如果切除了子宫，她就不再是女人了，结果患者就吓得逃离了医院。一开始我认为这个患者的思想很荒唐，但是随着一个又一个患者重复地询问我这个同样的问题，我就发现这确实是个非常重要的问题，需要认真地给准备切除子宫的女性患者好好地解释下了；不然，我们医师用灵巧的双手通过切除子宫治好了她们身体的病，却给她们带来了心理的病，而这个心理的病（就是我们平时说的精神上的病）甚至比身体上的病更加严重！

要回答这个问题，首先我们要明确是什么决定了一个人是不是女人？说一个人是不是女人主要由两个方面决定的，一个是她的染色体是不是“46，XX”，二是她的体型是不是女性体态。大家知道染色体是遗传的，是不可能通过切除子宫改变的，也就是说切除了子宫后这个人的染色体是不会变的；女性的体型主要受卵巢分泌的激素（主要是雌激素）控制的，而不是受子宫控制的，因此切除了子宫而没有切除卵巢是不会改变女性的体态的。所以这个答案就很清楚了：切除了子宫女人还是女人，绝不可能变为男人。决定一个人是否是女人主要是染色体决定的，是遗传的，是不可能因为切除了子宫而改变的。当然，有人要说切除了卵巢是不是女人就不是女人了呢？当然，不会的。只是如果女性在年轻时就因病切除了卵巢，她可能会过早衰老，出现过早绝经，但她当然还是女人，目前医学上为了防治这些卵巢过早失去功能的女性出现过早衰老的问题，采用了人工补充雌激素的方法来替代卵巢而治疗。

那么到底这个患病的子宫是应该保留还是应该切除？这个“子宫保卫战”不仅在患者中，也在妇科领域专家中展开了……最近的观点认为，在决定子宫是否应该切除时，患者的决定权是非常重要的，患者的年龄不再是决定子宫是否要切除的主要因素。过去认为年龄大于 40 岁的子宫肌瘤者应该行子宫全切，现在这个观点基本不提倡了。现在一般都是医师和患者一起共同权衡切除子宫和保留子宫的利与弊，如果切除子宫的利大于弊则可选择切除子宫，反之，则可保留子宫。说了这么多似乎很抽象，举个现实的例子帮助大家分析一下子宫的去留问题吧。一个从农村来的45岁的女性患了多发性的子宫肌瘤，由于肌瘤而引起了贫血，需要输血，由于家里经济困难患者一直没有及时来医院看病，这次好不容易攒了钱来我们医院来治疗，作为医师的我是建议患者切除子宫，还是保留子宫呢？权衡再三，我建议她选择切除子宫，我是这样考虑的：第一，多发性子宫肌瘤如果保留子宫，只切除肌瘤，日后肌瘤复发率较高，如果肌瘤再次复发，这个家庭可能再无经济实力来给她治病了，但是如果切除子宫，就可以完全杜绝了子宫肌瘤复发的可能，从而根治这个疾病；第二，如果受到经济能力的限制，对于这样一个家庭来说如何节省开支比是否保留子宫更加重要，那么切除子宫可以减少日后复查的次数，杜绝肌瘤复发，当然就节约了开支；第三，农村远离大医院，如果不切除子宫，需要多次到医院随访，这样对于一个疾病预防意识淡薄的农村女性来说是很难做到的。当然，如果这个患者有一个很好的家庭经济条件、本人渴望保留子宫、能够按照医师的安排完成手术后的复查并且重视医师的意见，则可以保留子宫而行子宫肌瘤切除术。所以，采取怎样的方式，在实际生活中面对不同的情况医师需要综合考虑，给出最好的最安全的也是最长远和稳妥的方案。

4．诺贝尔奖钟情宫颈癌（宫颈癌和人乳头瘤病毒）

（1）钟情宫颈癌的诺贝尔奖的由来

北京时间2009年10月6日17时30分，瑞典卡罗林斯卡医学院宣布将2008年度诺贝尔生理学或医学奖授予德国科学家哈拉尔德·楚尔·豪森及两名法国科学家。豪森的获奖成就是发现了人乳头瘤病毒。这种病毒是导致宫颈癌的罪魁祸首。1936年出生的豪森在杜塞尔多夫大学获得医学博士学位，目前是德国海德堡癌症研究中心的科学家。通过 10 多年时间不懈潜心调查、实验，豪森终于在 20 世纪 70～80 年代发现：在人乳头瘤病毒的 100 多种亚型中，大约 30 种可经性行为传播，虽然大部分不会产生危害，但少数高危型人乳头瘤病毒感染是引发宫颈癌的主要因素，其中危险系数最高的“元凶”，就是 HPV-16 和 HPV-18 型病毒。豪森目前供职的德国癌症研究中心新闻发言人说：“他的发现奠定了人类在癌症研究领域的一块基石。”诺贝尔奖委员会在公告中称赞他“勇敢挑战了当时的教条”。妇科肿瘤专家认为，豪森的研究价值在于为人类攻克宫颈癌提供了更为明确的“靶点”，如今科学家们在这一基础上研制出了宫颈癌疫苗，这不仅是为全球女性送上的一份“科学礼物”，也对今后人类防治其他癌症具有重要借鉴意义。正是因为这项发现，目前妇科医师已经开始在临床开展了宫颈人乳头瘤病毒检测和人乳头瘤病毒疫苗接种服务。

（2）“宫颈癌预防针”真的存在吗

答案是肯定的。“宫颈癌预防针”即是上面提到的人乳头瘤病毒疫苗。不久前，一位性生活活跃的 18 岁妇女前往医院接受年度体检。在复核她的家族史期间，她提到她的母亲最近被诊断出“宫颈癌前病变”，并接受了宫颈环形电切术。患者的母亲希望她注射“宫颈癌预防针”。该患者是否应该接种人乳头瘤病毒疫苗呢？接种该疫苗预防宫颈癌的效果如何呢？

在临床上，生殖器人乳头瘤病毒感染大多是通过性接触获得，而且极为常见。在美国进行的一项有全国代表性的研究显示，25%的 14～19 岁人群以及 45%的 20～24 岁人群人乳头瘤病毒阳性。人乳头瘤病毒感染经常在第一次性交后数月内获得。一项对大学妇女的研究显示，在最近发生第一次性交，并且自称只有 1 个性伴侣者中，近 30%在 1 年内变为人乳头瘤病毒阳性。虽然人乳头瘤病毒感染通常没有症状，但在一个受感染的妇女和男性亚组中，出现了肛门生殖器疣或癌症或其他人乳头瘤病毒相关性癌症。人乳头瘤病毒导致的癌症中最重要的是宫颈癌。宫颈癌是全球妇女中的第二种最常见癌症，每年大约有 49 万名妇女被诊断出宫颈癌，有 27 万名妇女死于宫颈癌。在美国，采用宫颈细胞学筛查技术大大降低了宫颈癌的发生率，因为筛查可发现宫颈癌前病变，这些癌前病变可在进展为癌症前得到治疗。尽管采取了这种筛查手段，2008 年美国仍有大约 11000 名妇女被诊断出宫颈癌，而且有 3900 名妇女死于宫颈癌。在美国，每年用于预防和治疗人乳头瘤病毒相关性肛门生殖器疣和宫颈疾病的直接医疗费用，估计为 40 亿美元，每年因宫颈癌死亡造成的生产力损失估计为 13 亿美元。2006 年 6 月，美国食品与药物管理局（FDA）批准了四价人乳头瘤病毒疫苗，2008 年 9 月又扩大了其使用的适应证。当前，该疫苗的使用适应证是预防 9～26 岁妇女的下列疾病：HPV-16 或 HPV-18 引起的宫颈癌、外阴癌和阴道癌；HPV-6 或 HPV-11 引起的生殖器疣（性病的一种）；HPV-6、HPV-11、HPV-16 或 HPV-18 引起的病变。

（3）何时接种“宫颈癌预防针”

理想的情况是，年轻妇女应在第一次性交前接种疫苗，因为她们经常在初次性交后数月内获得人乳头瘤病毒感染，而且人乳头瘤病毒感染的发生率高峰出现在第一次性交后数年内。但是，有些人是不宜接种“宫颈癌预防针”的，这些人包括：对酵母菌或任何疫苗成分有速发型超敏反应史的妇女，不应接种该疫苗，而且患有中度到重度急性病的年轻妇女，应推迟免疫接种。因此，如果这位 18 岁已经有了性生活的年轻女性还没有发生宫颈人乳头瘤病毒感染的话，是可以接种“宫颈癌预防针”的。

需要记住的是：其他人乳头瘤病毒感染的一级预防方法是婚前禁欲和使用避孕套，需要提醒大家注意的是由于人乳头瘤病毒很小，可以通过某些橡胶结构粗大的避孕套，所以甚至避孕套都可能不能阻止它的传播。

5．宫颈呼唤呵护（宫颈癌的预防）

2002年，我国优秀的女演员、第18届百花奖最佳女配角得主——李媛媛，因宫颈癌在北京病逝，时年仅41岁。当时的她刚刚成功地完成了几部高质量的电视剧，正处在步入演艺生涯硕果累累的成熟期；她的孩子也仅1岁，正需要母亲的关爱。她的逝去让人无比痛惜和震惊，一时间举国皆哀。3年之后，香港天后级的艺人梅艳芳也因宫颈癌引起的肺功能失调而病逝，年仅40岁。事后，她的妇科医师也充满遗憾地说："如果能够早期发现，宫颈癌的治疗效果是非常好的。"短短几年的时间内两位才华横溢的明星相继因为宫颈癌去世，这不仅对社会和家庭是巨大的损失，同时也为人们敲响了妇女保健的警钟。

宫颈癌是全球女性的第二大癌症杀手，每年全世界有大约50万新发病例，超过20万人死于此病。我国是宫颈癌的高发区，发病率在十万分之三左右。中国的宫颈癌患者数占了全世界宫颈癌患者总数的1/4，每年有超过5万名女同胞因此丧生。更为重要的是，由于筛查技术提高，近年来宫颈癌在发达国家的发生率在明显下降。但在发展中国家，由于宫颈癌筛查工作不完善，宫颈癌的发生率是发达国家的6倍，在我国近年来还有上升的趋势。

为什么筛查工作做得好不好对控制宫颈癌的发生有如此重要的作用，会产生如此显著的差异呢？这要从宫颈癌与人乳头瘤病毒的感染关系上说起。

目前基本可以肯定，人乳头瘤病毒高危型的感染是导致宫颈癌的主要病因。这一发现，导致了临床医师对宫颈癌的进一步认识，有人甚至建议将宫颈癌列入妇科感染性疾病范围。另一个重要的发现是，宫颈癌在出现癌变组织之前，有一个相对漫长的癌前病变期（估计有1～10多年）。这就提醒我们：如果我们能在癌前病变期及时有效地治疗宫颈病变，我们就可以阻断癌前病变向宫颈癌的发展。人们对宫颈癌的癌前病变（宫颈上皮内瘤变，英文简称CIN）的研究较多，目前认为宫颈癌前病变可以分3级：1级、2级和3级；级别越高，发展为宫颈癌的可能性愈大。正是医学研究者们发现和认识了人乳头瘤病毒是导致宫颈癌的真正“元凶”，且宫颈癌有个相对漫长的癌前病变期。因此，宫颈癌是完全可以预防的，甚至可以像天花病一样在地球上被消灭。

那么，预防宫颈癌有哪些方法呢？主要包括以下5点：

① 妇科检查。

② 宫颈液基细胞学检查。

③ 宫颈人乳头瘤病毒感染分型检查。

④ 阴道镜检查及宫颈活检术。

⑤ 接种人乳头瘤疫苗。

从预防宫颈癌的角度，我们给所有有性生活的女性提如下两点建议：

① 确保性生活安全，包括固定性伴侣、性生活时采取必要的保护措施（如使用避孕套等）。

② 每年接受一次妇科检查和宫颈液基细胞学（LCT或TCT）检查。有条件的，可同时进行宫颈人乳头瘤病毒分型检查。需要强调的是，很多女性尚没有正确认识妇科检查的重要性，往往把做妇科B超等认为是妇科检查，这是错误的。我曾遇到过一个很有钱的女性，她从来都看不起交5元手续费的妇科检查，几乎每次都花300多元做妇科彩超来代替妇科检查。结果有一天，在彩超提示宫颈有病变时，妇科医师通过妇科检查用肉眼就看到了巨大的菜花样宫颈癌。这时，她已经成为中晚期宫颈癌患者了。如果不是她对妇科检查的忽视和误解，她是完全可以早期发现宫颈癌的，遗憾的是，她用生命的代价告诉女性朋友：妇科检查是千万不能被忽视的！

❊ 十二、生殖保健，老年要重视

1．潜伏的杀手（卵巢癌）

危害女性健康的恶性肿瘤主要有 4 种：即宫颈癌、子宫内膜癌、乳腺癌和卵巢癌。在这个“四人帮”里面，卵巢癌是潜伏得最深的也是最阴险的杀手。为什么这样说呢？宫颈癌因为多数由人乳头瘤病毒感染引起，所以基本上是可以预防的，也可以通过宫颈防癌检查（TCT 或 LCT 等）早期发现；子宫内膜癌由于在较早期就会有异常阴道流血症状，加之宫腔镜等先进检查手段的普及，也基本上可以早期发现；乳腺癌也可以通过患者定期的自我乳房检查及先进的乳腺检查仪器而得以早期发现。因此，近年来上述 3 大癌症的预后较以往大大地改善了。唯独卵巢癌，这个潜伏在女性盆腔深处的致命肿瘤，至今还没有发明一种可以早期发现和确诊的手段。而且，由于卵巢癌发生部位深，导致早期没有明显的症状，而且肿瘤细胞生长迅速，因此发现时多数已经是晚期。卵巢癌的 5 年存活率仅有 20%～30%，关于卵巢癌的研究也至今没有突破性进展，所以说它是女性潜伏的杀手一点也不为过。

作为普通百姓，知道一些预防卵巢癌的知识是非常重要的。下面我就从一些临床实例中谈谈预防卵巢癌的问题。

病例 1　在河南一大学读三年级的 23 岁女大学生，一次偶然的机会发现左侧卵巢上有一个直径 6 厘米的肿瘤。当时她的父母很犹豫：要不要做手术？什么时候做？最后他们想等孩子大学毕业后上班了、有了医疗保险再做。1 年后当她来到我们医院时，肿瘤直径已经长到了 9 厘米，而且通过检查还发现肿瘤有恶变的可能。在随后的手术中，我们发现她的左侧卵巢上生长着一个高度恶性的肿瘤，并且已经自行破裂，并转移到了肠道。最后，医师不得不切除了她的子宫和双侧卵巢等器官，否则，连命都可能保不住了。

教训是深刻的：女人一旦发现了有卵巢肿瘤，就应该尽早手术，以免恶变和进展。

病例 2　30 岁的小王，体检时发现右侧卵巢有一个直径约 4 厘米的囊肿。她原先没有卵巢肿瘤病史，并且这次是在月经快要来时做的 B 超。医师在检查时发现她右侧卵巢的囊肿活动很好，没有压痛，界限很清楚。于是医师建议她下次月经干净后 7 天内再来复查 B 超。可小王很担心自己得了卵巢癌，坚持要做手术，医师没有同意。于是她就跑到另一家医院做了手术，结果病理检查发现她的囊肿是黄体囊肿，是生理性的（就是正常的）。根本不需要做手术也会自然消失。

其实，生育期的女性的卵巢上常常有一些生理性（正常的）囊肿，比如：黄体囊肿、卵泡、滤泡等。这些囊肿一般在月经干净后即消失或变小，是不需要手术的。所以，当怀疑囊肿是卵巢生理性囊肿时，可以先观察 1～3 个月，并且在月经干净后 7 天内复查 B 超。

病例 3　54 岁的张阿姨，已经绝经 3 年了，在社区体检 B 超发现左侧卵巢上有一个直径约 4.5 厘米的囊肿。张阿姨原先没有卵巢囊肿，因为 2 年前取环时做了妇科 B 超。B 超医师建议她到妇科门诊看看，但是张阿姨到了妇科门诊一看，好多的人排长队在等看病，她随便找了一个在一旁维持秩序的工作人员（不是妇科医师）问了问，那个工作人员告诉她："囊肿不大、问题不大，过 3 个月来复查。"可怜的张阿姨为了图省事，回去后一拖 3 年没有去看妇科，直到一次免费妇科 B 超检查时发现囊肿已经长到了 10 厘米，并且已经不是单纯的囊肿，而是有实性的肿块了，肿瘤的血流非常丰富，提示有恶性的可能。这才不得不来到大医院住院手术，结果确诊为卵巢交界性肿瘤（即是介于良性和恶性之间的肿瘤），还没有转移到卵巢外。张阿姨后悔不已！从此，张阿姨见人就说：“可千万不能小看卵巢肿瘤，得早点做手术啊！”

对于已经绝经的女性患者，一旦发现了卵巢肿瘤，一定要高度重视，因为这样的肿瘤很有可能是恶性的，应该尽早确诊、手术切除。也千万不要忽视妇科检查，因为卵巢癌有非常典型的特征，通过妇科检查可以尽快明确诊断。

作为妇科医师，我们建议：不论有没有自觉症状，女性都应该每年定期做妇科普查。一旦发现异常应该立即到正规的、有经验的专科医师处就诊。家族中有卵巢癌病史的更加需要引起警惕，可以每半年检查1次，同时做卵巢癌的肿瘤标记物CA125检测。千万不要认为自己没有任何感觉和不适而拒绝对卵巢肿瘤的治疗，甚至不相信医师对卵巢肿瘤的诊断！对于已经绝经，并且因为其他原因做了子宫切除手术的患者，建议同时切除卵巢，以杜绝日后发生卵巢癌的可能。因为，绝经后女性卵巢的功能基本耗尽，且绝经后卵巢癌的发生率远远大于绝经前。

另外，对于老年女性，如出现不明原因的腹胀和腹水者，也要警惕患卵巢癌的可能，此时去看看妇科是非常必要的。

2. 多事之秋（子宫内膜癌）

（1）别把子宫内膜癌说成“更年期”

子宫内膜癌多数表现为月经紊乱或异常阴道流血；而在更年期，月经紊乱和异常阴道流血是经常出现的现象。在平常百姓的知识范围内，或多或少对更年期有所了解，加之年长的女性朋友往往以“过来人”身份来安慰那些处于更年期年龄段的女性：“没有关系，更年期就是这样，就是乱流血，不要紧！过了这段时间就好了！”殊不知，说这样的话、这样的认识延误了多少子宫内膜癌患者的诊断和治疗！

请大家一定不要把在更年期这段时间内发生的任何异常都不假思索、不加分析地一股脑地栽给“更年期”这个名词！更年期综合征是有其明确定义的：更年期功血指的是无器质性病变存在的月经紊乱。所以，我们在给一个月经不正常的女性戴上“更年期”引起的这顶帽子之前，一定要到医院做妇科检查，排除所有可能引起异常阴道流血的原因（如子宫内膜癌、宫颈癌、子宫内膜癌前病变等）之后才可以认为是“更年期”引起的。在我们的看病实际中，深切感受到科学认识更年期的重要性。因为，总是不断有人把子宫内膜癌误认为是更年期不适而不管不问！

（2）哪些人要警惕子宫内膜癌

在临床实践中，我们了解到，有高血压、糖尿病和肥胖的女性，特别是上述三者皆有的女性，他们发生子宫内膜癌的机会增大。另外，不孕者、生育期女性的月经周期过长者（比如每年月经的次数少于6次）、家族中有子宫内膜癌或乳腺癌者、长期口服雌激素者等，发生子宫内膜癌的可能性增大。在更年期，如果月经周期长，但是月经量愈来愈少，经期变短，往往提示有子宫内膜癌的风险；反之，如果月经量增多、经期变长，甚至淋漓不净者，一定要排除子宫内膜癌！所以，不加思考，把更年期女性都作为做子宫内膜活检的对象，以排除是否有子宫内膜癌的做法，也是不正确的。

（3）如何预防子宫内膜癌

① 如果你的月经周期过长，2～3个月来一次，甚至半年才来一次，而你还没有到更年期的年龄，你一定要重视，千万不要暗暗地庆幸自己：“每年月经比别人少好几次，这样不仅省事还省钱！”这样的观点是不正确的。因为长期不来月经，子宫内膜始终处于雌激素的刺激下，而缺少孕激素的对抗，因而容易发生癌变。因此，那些多囊卵巢综合征患者、无排卵功血的

人、更年期拖得很长的人，容易患子宫内膜癌就是这个道理。

② 控制好高血压、糖尿病和肥胖。

③ 不要随便服用雌激素药物，要在专科医师的指导下采用激素治疗。警惕一些不法商人销售的水产品及“补品”，因为这些食品中可能含有雌激素。

④ 有异常阴道流血，特别是大于40岁的女性，要及时就诊，必要时采用宫腔镜检查（无条件的地区可以采用分段诊刮），并结合病理检查排除子宫内膜癌前病变或子宫内膜癌。

⑤ 年轻女性有不规则阴道流血或经期过长者，不要随意应用“人工周期”（主要含有雌激素）治疗。

⑥ 绝经后又出现“月经”（实际上是异常阴道流血）者要及时上医院检查，因为这时存在子宫内膜癌的可能性很大。

3．从波澜壮阔到涓涓细流（更年期）

更年期，并不是一个大家都愿意提到的字眼。“你更年期了吧?”这是一句骂人的话，意思是说对方神经质、情绪化，甚至歇斯底里、不可理喻，因为很多女性在更年期都表现出明显的情绪波动，出现典型的烦躁不安、失眠或者忧郁悲观。那么，怎样才能让更年期平稳度过，让人生的秋天更加平实和丰盈呢?

今年46岁的李女士，在政府部门工作，夫妻恩爱，孩子刚进大学，生活看起来幸福美满。可是从一年前开始，她的情绪就开始出现波动，和单位同事相处明显过于敏感，总是怀疑同事在说自己的坏话；而且经常无故地迁怒家人，频繁猜疑丈夫有外遇，经常偷偷查看丈夫的手机信息，弄得夫妻关系紧张。李女士也觉得自己有点异常：很焦虑、喜欢发脾气、情绪易激动，经常表现得喜怒无常。她自己就是控制不住。李女士的上述变化就是比较常见的更年期症状，或者近年来在医学上被称为“围绝经期症状”。

那么，为什么在更年期女性会出现这些特定的改变呢？

女性，一般在45～55岁，卵巢功能逐渐衰退，导致雌激素、孕激素缺乏或波动，继而出现不同的症状，临床上俗称为“更年期”（1994年WHO更名为围绝经期）。女性围绝经期是女性从性成熟期进入衰退的过渡时期，以卵巢功能逐渐衰退至完全消失为标志。现代职业女性工作竞争压力大、人际关系复杂化、家庭变故多以及子女教育难等多种因素，导致围绝经期症状重、范围广泛。其实，在许多成功女性背后，隐藏着更多挫折和艰辛。进入围绝经期后，因为生理上卵巢功能衰退，心理上更容易出现情绪波动，表现出各种围绝经期症状。如不加以重视和干预，将严重影响女性的生活质量。一般有如下几个常见的症状。

潮热：在无任何诱因的情况下，热感从胸部向面部和双上肢迅速蔓延，还有的女性以夜间潮热为主，经常半夜醒来，浑身大汗、潮热和夜汗，发生的原因都是因雌激素缺乏而导致血管收缩与舒张运动处于失衡状态。

心悸：可以没有原因地感觉心慌，需要较长时间才能平静。而心电图检查结果往往正常。

精神、神经症状表现异常：焦虑、抑郁、疲乏，情绪难以自控。

围绝经期女性骨质疏松症状：关节疼痛，酸胀，阴道分泌物减少，性功能减退等。当女性进入围绝经期以后，首先表现的是月经方面的改变。一些人把月经停止看做是女性性特征结束的预兆，易产生精神与心理状态方面的改变。往往出现悲观、忧郁、烦躁不安、失眠与神经质等表现。常见的有以下几个方面的心理变化：

① 焦虑心理。是围绝经期常见的一种情绪反应，常由很小的刺激而引起大的情绪波动，爱生气和产生敌对情绪，精神分散难以集中。

② 悲观心理。由于到了围绝经期之后常有一些症状出现，这些症状虽然没有大的影响，可是常因这些症状的产生感到顾虑重重，甚至任何一点不舒服就怀疑自己病得非常严重，甚至情绪消沉，怕衰老，担心记忆力减退，思维零乱或者喜欢灰色的回忆（即回忆生活中一些不愉快的事）。

③ 个性及行为的改变。这些改变表现为多疑、自私、遇事容易急躁，甚至不近人情。无端的心烦意乱，有时又容易兴奋，有时伤感，又有时孤独、绝望，在单位和社会交往中人际关系往往不够协调。

那么更年期一定会发生这些变化吗？更年期的女人一定会变得那么可怕吗？

其实，上述症状并不是在每个围绝经期的女性都会全部表现出来，即使表现也可能有轻有重，或多或少。充分地认识更年期，可以帮助我们了解这些生理心理变化的规律，有秩序地做好自我调节，以乐观和积极的态度对待老年的到来，消除无畏的恐惧和忧虑，并且科学有效地减少和减缓相关疾病的发生。症状明显的人应及时到医院就医，身体无其他慢性病的健康妇女，可适当多做工作，尤其是退休后可在社会上多工作、多交往，使她们意识到自己对社会还是有用的人。子女要多体谅父母，不仅要让她们物质生活幸福，更要在情感上多一份理解、多一份关爱，使她们感受到家庭的温馨，保持愉快的心境，度过围绝经期。

那么，在何种情况下确认出现了更年期症状？何种情况该到医院就诊呢？

部分女性把围绝经期出现的情绪异常当成正常现象，认为围绝经期女性就应该如此，往往不予治疗。真正到医院去看围绝经期的人只有 10%～25%。大多数就诊的围绝经期综合征女性，都是因为出现了潮热、汗多，或者失眠、心慌，或者关节肌肉酸痛等躯体症状才去看病的，而对于同时伴有精神心理症状却并没有治疗的意识。更有一些单纯表现为情绪不稳、神经过敏、易激动、焦虑、抑郁等精神心理症状的患者，根本没有就诊的想法。其实，女人围绝经期出现的生理和心理症状都是围绝经期综合征的症状表现，如果不能通过调整起居饮食自行缓解，就应该就诊寻求医师的帮助，否则可能发生严重的问题。

下面我们向大家推荐几种有益于缓解更年期症状的常备药物：

佳蓉片，每天 3 次，每次 1～3 粒；坤泰胶囊，每天 3 次，每次 2 粒；希明婷片，每晚 1 粒；莉芙敏片，每天 1～2 次，每次 1 粒 （肿瘤患者亦可服用）。另外，维生素 E 胶囊，可以温和地改善心血管和皮肤的更年期变化，并且起到一定的舒缓神经的作用。钙片，可以强健骨骼，防止骨质疏松。

在医师的指导下，还可以补充适量的雌激素，既能缓解围绝经期综合征症状，又能调节钙盐代谢，促进骨质对钙的吸收，防止发生骨折，减少冠心病的发生等。

如果家里出现了围绝经期抑郁症患者，我们应该怎样做？除了要给予生活上的照顾和关心外，我们更要对疾病的严重性有充分的估计，对一切可能发生的意外情况采取有效的预防措施。围绝经期女性由于体内内分泌水平紊乱，情绪也变得很不平稳，如果此时周围的人尤其是家人不能给予其关怀，情况会更加严重。围绝经期女性除了要学会自我适应和面对环境，最关键是不要封闭自己，积极参加社会活动，享受生活乐趣，尽自己所能去参与劳动。处于围绝经期前后的女性，应该及时到专业的医疗机构或心理咨询门诊就医，以便尽早鉴别病情，从心理和身体两方面进行良好调节，必要时应配合医师应用一些药物进行干预。当然，围绝经期的任何不正常的表现，应该在医师检查确定后才能认为是围绝经期所致，不能把围绝经期的任何不正常都盲目地认为是围绝经期引起的！

4．夕阳红之美（老年性与性幸福）

如果要问，哪个年龄段的女性的性生活最快乐？一看到这个问题，大多数人自然会马上联想到青年男女狂热的性爱画面和火辣镜头。殊不知，科学家们研究和调查的结果却表明：女性在 40 岁左右最容易达到性高潮，45 岁以后的夫妻，通过调整和适应，可以获得超过以往任何时间的性快乐。当然，这种性快乐是以质量而非数量取胜的，就像波澜壮阔的河水经过千回百折最终化为涓涓细流，穿越山石之间，绕行绿荫之下，悠然徐行，淡定从容，温暖深沉。

从生理学的知识中我们得知，中年以后的男性睾丸雄激素分泌减少，雌激素所占比例增加，他的性节奏由快变慢；而女性雌激素分泌减少，雄性激素所占的比例增加，以维持女性的性欲，使她们充满活力和朝气，因而她们在性生活中表现得更加主动自信。这样一来，夫妻俩的性节奏就会比较接近，丈夫会像妻子一样去慢慢品味性爱带来的各种快感。对于女方来说由于丈夫与她同步，她的反应无疑也会更加热烈。

从心理学的研究中我们也可以知道，中年人事业的成功、内心的成熟，也给他们／她们的外表平添无限魅力和风情，既有梦想又有自信；既有驾驭生活的能力，又有迎接挑战的激情，这些都无疑把情爱和性爱推入了人生的更高层次。

那么，为什么又有“人到中年万事休”的说法呢？生理功能的退化，对配偶新鲜感的减少，对社会的责任感的增加，对孩子和父母的关注，这些都会干扰夫妻之间身体和心理的交流，冲淡中年性爱含蓄深沉的吸引。所以，中年之后的性生活需要一系列的调整，夫妻双方都应该懂得变化是难免的和正常的，应当掌握化解心理和生理问题的技巧，才能夫妻和谐，“性”福多多。

首先，夫妻双方都要了解一点彼此生理上的变化。中年以后的女性，虽然性欲没有下降，但是雌激素分泌的减少，却会导致阴道组织变薄变干，原本充满快感的性爱也许变得不舒服甚至疼痛，导致妻子埋怨丈夫动作粗野而拒绝性生活，丈夫则误解妻子不再爱自己了。这个问题其实比较好解决，改变做爱的体位或者使用药店出售的润滑剂，都是简单有效的方法。45 岁以后，男子需要更多的亲吻和温存才能进入性兴奋，需要更多的时间才能到达性高潮，所以妻子不妨主动一点、耐心一点，多爱抚、多触摸丈夫的敏感部位，就可以使性生活得到显著的改善。其次，彼此应该更多点宽容理解，加强交流。生活琐事繁多，女性切忌纠缠不休或大动肝火，应当多看对方的长处、多回忆热恋的情景，给予对方更多的爱。还可以巧妙地借助性爱心理学中的逆反性来激发对方的情爱。一个亲昵的微笑，一些适度的嫉妒，一些从点滴生活小事上得到的爱的联想，都可以不断更新生活的内容，增添生活的情趣，不断充实双方的情欲。

对爱和性加入自己不断丰满的人生理解，更加自信温柔地爱吧。自信知性的成熟女性，一定可以通过调试和努力，让自己心爱的丈夫更幸福，也让感情的小溪永远流淌下去，永不停歇。

5．难齿之烦（外阴瘙痒）

（1）话说外阴瘙痒

外阴瘙痒是个非常尴尬的事，由于位置特殊往往令女性朋友难以启齿，特别是在公众场合，难忍的外阴瘙痒往往令人坐立不安、无法专注。在医学上，外阴瘙痒只是一个症状，不是一个病名；外阴瘙痒这个症状可以由很多原因引起，所以在治疗之前必须要明确诊断。

一般年轻女性外阴瘙痒的原因，多数是阴道炎引起的，特别是念珠菌阴道炎（又称霉菌阴道炎）引起的瘙痒往往很严重，它的典型白带是豆腐渣样。需要提醒的是：很多女性出现阴道炎时都不去医院检查，擅自到药店购买“消炎药”（抗生素），结果越是消炎，越是病情加重。原因很简单：消炎药是帮助真菌生长的，你是在火上浇油！现在的公众对消炎药的信任度太高了，有人说“全国人民在抗炎”！是的！中国国内滥用抗生素的现象非常严重了！滥用抗生素害人也害己，可能导致抗生素失效和超级细菌的诞生。目前，国家卫生部正在开展的抗生素专项治理正是对这一严重错误现象的纠正。

另一个较常见的引起年轻女性外阴瘙痒的原因是滴虫阴道炎。滴虫是种寄生虫，在城市多数是通过性传播的，偶尔也有通过衣物传播的。比如，母亲的内裤和女儿的内裤放在一起洗或公用洗外阴的盆、毛巾等而传播。滴虫阴道炎的治疗主要是杀虫治疗，夫妇同时治疗且没有治愈前不要性生活；用开水烫洗所有内裤和洗外阴用的盆、马桶等，也是个非常重要的避免复发的环节。其他的一些导致外阴瘙痒的原因，可能有细菌性阴道病、外阴皮肤过敏及糖尿病等。在老年女性还有老年性阴道炎（又称萎缩性阴道炎）等。最后，我们要谈谈一个可以引起严重外阴瘙痒并且可能癌变的外阴病：大家俗称它为“外阴白斑”，它属于医学中的外阴上皮内非瘤变的范畴。

（2）“外阴白斑”——外阴瘙痒也会癌变吗

大家俗称的外阴白斑（又称外阴白色病损）主要表现是外阴瘙痒和外阴的皮肤变白。由于它的具体病因不明，目前尚无特效药治疗，加之瘙痒较顽固、病程漫长，可以称之为妇科的顽疾。它往往随着年龄的增大而瘙痒和白斑逐渐明显，故多数来看病的是老年女性。虽然它属于外阴上皮内非瘤变（即良性病变）的范围，但是它可能与病毒感染有关。过去，人们把它视为外阴的癌前病变，后来，中外专家多认为这是一种白色病损，不再做外科切除治疗了。

健康重在预防疾病！预防外阴白斑癌变的方法是：每年到妇科检查，做阴道镜检，必要时活检（即取少量的病变组织送病理检查和化验）。另外，合理的治疗对减少瘙痒痛苦是有益的，药物治疗主要有丙酸睾酮鱼肝油软膏、黄体酮软膏、地塞米松软膏等局部治疗，当然要在医师的指导下使用。另外一种治疗方法是目前比较重视的超声聚焦（HIFU，俗称海扶）治疗，疗效比较好，维持时间相对持久，目前在国内的重庆、长沙等地医院已经有临床开展。当然其他的治疗包括激光等均需要在专科医师的指导下应用。外阴白斑由于瘙痒严重，很多人禁不住用手抓、用热水烫等，这些方法都是错误的，只会加重病情。平时尽量要穿棉质宽松的内裤，以减少对外阴的刺激，并尽力转移大脑对外阴瘙痒的注意力等。

6. 老年之苦（压力性尿失禁）

（1）何谓压力性尿失禁

通俗的解释，压力性尿失禁是指腹腔内压力升高时（如大笑、提重物等）出现不自主的小便流出而湿了内裤。平时，很多日常活动会增加腹腔内压力，比如：大笑、提重物、上楼梯、起跑、咳嗽、起床等。可想而知，如果我们进行这样的日常活动就出现小便不自主地流出来湿了裤子，那我们还怎么可以拥有一个正常人的生活？

（2）压力性尿失禁为何迷上我

63岁的王大妈，已经绝经15年了，3个儿女都很孝顺。本来，王大妈的晚年生活非常满意，可是王大妈逐渐地发现自己的身体出现问题了。一次，她和大家在一起玩麻将，结果有一盘她赢了把大的，一时高兴，她大笑起来，突然感觉到下身一阵热，一摸屁股她吓了一跳，原来她的屁股和坐凳都湿了。“啊！难道这是尿？我尿裤子了？”王大妈非常诧异地想。等她悄悄地回到家中一看：果然是尿裤子了！从那以后，每次王大妈只要用大力时都会尿裤子。开始王大妈想，这可能是暂时现象，可问题却越来越严重了：现在王大妈只要上下楼梯都会尿裤子。这样总是尿裤子，王大妈身上总是一股尿味，她再也不敢和原先的老伙伴们在一起玩了。她甚至整天不敢喝水，怕喝了水后又尿裤子。大家都知道小孩子尿裤子是正常的，难道我一大把年纪了尿裤子也正常吗？这事怎么好向儿女们说呢？王大妈为此苦恼不已！

经过3年多的痛苦煎熬，王大妈终于鼓起勇气去看了妇科医师。由于王大妈的病非常明显，所以医师通过简单的妇科检查就断定了她患有压力性尿失禁。王大妈不解：她可从来没有听说过什么“压力性尿失禁”这个病，为什么她这么大年龄还得这种病？实际上，在国内老百姓对医学常识了解得不多。压力性尿失禁在老年女性中的发病率大于10%，并且越是老年人、越是已经绝经的女性、越是生孩子多的母亲，越容易沾上这个病。所以，王大妈得了这个病不是什么稀奇古怪的事，它是老年女性比较常见的病。这个病在美国老年女性中的发病率更高些（可能原因是她们没有我们中国妇女产后需要“坐月子”休息的习俗）。

发生压力性尿失禁的主要原因有两个：一是从阴道分娩对盆底结构的损伤，加之产后没有很好的休息，过早从事重体力劳动（没有坐好“月子”）；二是绝经后，女人体内的雌激素水平下降了，从而盆底肌肉和韧带松弛了、萎缩了。王大妈生了3个孩子，又没有好好地坐“月子”，现在老了、绝经了、肌肉和韧带松弛了，所以很容易得压力性尿失禁这个病。

（3）怎样才能不患压力性尿失禁

要预防压力性尿失禁，要注意从日常生活做起。

①到医院分娩，避免生产时对盆底结构的损伤；产后要注意休息，不宜过早劳动，特别是过早参加重体力劳动。

②应及时治疗引起腹腔内压力升高的慢性疾病：如便秘、慢性咳嗽等。

③学会缩肛动作，不仅可以预防压力性尿失禁，还可以治疗轻度的尿失禁。很多人不知道如何做缩肛动作，实际上缩肛动作就是当你想大便，但又暂时找不到厕所时，你所做的收缩肛门防止大便粘到裤子上的动作。这就是医师要求你做的动作。一般要求每天早、晚各锻炼10分钟，每次缩肛动作尽量坚持久一点，这样可以强化你盆底的结构。

④对有可能发展为压力性尿失禁的老年女性，适当地使用中药，如补中益气丸等治疗，当然需要在医师的指导下使用。

7．垮塌的房子（子宫脱垂）

（1）昔日的辉煌、今日的衰落

子宫脱垂指的是子宫从女性的盆腔向阴道内“下坠”了，严重的可以下坠到阴道口外。此时，由于下坠的子宫位于阴道口外、大腿之间，患者连走路都困难，非常痛苦。由于子宫脱垂多发生在昔日生育子女较多、产后没有休养好的老年女性，因此，有人戏称这个子宫“昔日辉煌、今日衰落”。当然，多子多福，希望如此！希望所有子宫脱垂的母亲在生病时能够得到子女的孝顺和关爱！

（2）子宫脱垂有些什么表现

子宫脱垂多发生在近绝经或已经绝经的老年女性，往往有生育多个子女或难产病史，且多数是产后没有坐好“月子”或过早地从事重体力劳动。当子宫脱垂时，多数是在站立或屏气时下身出现一个肉红色的肿块，平躺后肿块又慢慢地可以缩回阴道内。当病情加重后，即使是平躺后那个脱出来的肿块也不能自行缩回去了。这个肿块实际上就是从盆腔掉下来的子宫。当然，在医学上对子宫脱垂可按其脱垂的严重程度，分为 3 度。

（3）怀疑自己患有子宫脱垂该怎么办

老年妇女发现自己的下身时有时无的肿块，特别是站立时有、躺下后消失的肿块，应怀疑是子宫脱垂，应该去看妇科医师。在看医师前，首先你要明确两点：一是你有没有小便失禁的现象，因为有一部分子宫脱垂的人可能同时存在尿失禁，如果有尿失禁，一定要告诉医师，这样可以在手术治疗时，同时将这两个病一起治疗；二是你要学会怎样用力屏气，因为医师在为你做检查时，判断子宫脱垂的严重程度是根据你用力屏气时子宫脱出来多少来判断的。如果是非常轻微的子宫脱垂，可以通过药物和锻炼骨盆底部的肌肉来治疗，严重的子宫脱垂一般则需要手术治疗。手术治疗主要是通过子宫切除和同时修补脱垂的阴道壁。需要强调的是，患者在手术后一定不要过早屏气用力，以免导致术后复发。

（4）子宫脱垂可以预防吗

俗话说：治病重在防病！子宫脱垂一般是可以预防的。大家知道，子宫脱垂者大多数与生育子女多、生产时盆底结构（肌肉和韧带）损伤、产后没有注意休息等原因有关。所以在年轻时注意上述情况，就是预防老年出现子宫脱垂的关键，可谓“少壮不注意，老大徒伤悲”。另外，女性进入中老年后，要特别注意对盆底结构的保养。比如：避免便秘、大便时间不要过长、治疗慢性咳嗽、少坐马桶多用蹲便器、练习缩肛动作等。当然，希望通过局部长期应用雌激素来治疗子宫脱垂是不可取的，因为长期应用雌激素可能导致一些副作用。有些女性在准备做子宫切除手术前，应用雌激素后子宫脱垂情况有所好转，但仍然需要手术治疗。因为，停用雌激素后又会复发。为了手术时方便和术后阴道壁易于愈合，一般在做子宫脱垂手术前，需要局部应用雌激素1～2周。